喜妈教你
坐月子

贺军成 刘伟玲 主编

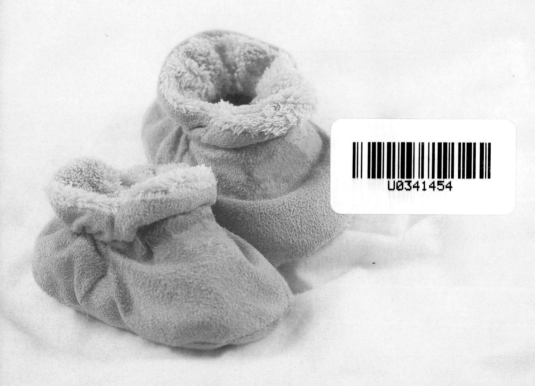

江苏凤凰科学技术出版社　　凤凰含章

图书在版编目（CIP）数据

喜妈教你坐月子 / 贺军成 , 刘伟玲主编 . -- 南京：
江苏凤凰科学技术出版社 , 2014.10

ISBN 978-7-5537-3482-8

Ⅰ.①喜… Ⅱ.①贺… ②刘… Ⅲ.①产褥期 - 妇幼
保健 - 基本知识 Ⅳ.① R714.6

中国版本图书馆 CIP 数据核字 (2014) 第 155068 号

喜妈教你坐月子

主　　　编	贺军成	刘伟玲	
责 任 编 辑	樊　明	陈　艺	
责 任 监 制	曹叶平	周雅婷	

出 版 发 行	凤凰出版传媒股份有限公司
	江苏凤凰科学技术出版社
出版社地址	南京市湖南路 1 号 A 楼，邮编：210009
出版社网址	http://www.pspress.cn
经　　　销	凤凰出版传媒股份有限公司
印　　　刷	北京旭丰源印刷技术有限公司

开　　　本	889mm×1194mm　1/24
印　　　张	8
字　　　数	60千字
版　　　次	2014年10月第1版
印　　　次	2014年10月第1次印刷

标 准 书 号	ISBN 978-7-5537-3482-8
定　　　价	39.80元

图书如有印装质量问题，可随时向我社出版科调换。

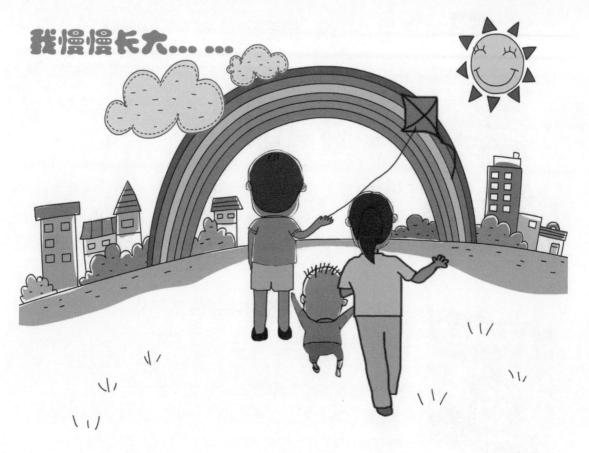

我慢慢长大… …

　　当妈妈们翻到这一页的时候，恭喜你，你已经度过了与宝宝相处的最初这段时间，从宝宝降生的兴奋——初为人母的紧张——繁琐生活的烦恼——宝宝健康成长的欣慰，更多的时候，相信你已经被心中的甜蜜所填充。努力吧！接下来的日子将是全新的旅程，愿各位妈妈和宝宝都拥有幸福生活！

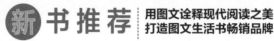
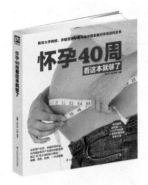

怀孕 40 周看这本就够了

作者：邵玉芬 许鼓 曹伟
定价：48.00 元

复旦大学教授，孕期营养学泰斗给中国家庭的孕育百科全书

国务院津贴获得者、复旦大学教授邵玉芬，携手顶级妇产科专家团队，为孕妈妈 40 周孕期保驾护航。

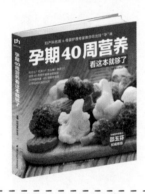

孕期 40 周营养看这本就够了

作者：许鼓 曹云
定价：45.00 元

妇产科名医，母婴护理专家教你吃出好"孕"味

吃什么？吃多少？怎么做？做多少？好孕 40 周营养餐单全程指导，24 种营养素 +85 道推荐食谱长胎不长肉。

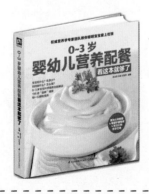

0~3 岁婴幼儿营养配餐看这本就够了

作者：邵玉芬 许鼓 甘智荣
定价：48.00 元

权威营养学专家团队教你的聪明宝宝爱上吃饭

宝宝吃什么？吃多少？妈妈做什么？怎么做？

0~3 岁宝宝科学喂养全新解读，156 道金牌辅食，每一口都有营养。

前言 | Preface

　　每个孩子都是一粒种子，当他们从天国的花园来到人间时，上帝就为他们每个人安排了一个守护天使 —— 母亲。

　　2007 年我满心欢喜地成为了一名守护天使。

　　按照中国传统五行学说，2007 年是 60 年难得一遇的吉利年份，这一年生的宝宝是金猪宝宝！

　　喜，乐也。从壴从口。凡喜之属皆从喜。

　　家有千金，千金之喜，宝宝乳名就叫——金喜。

　　我就是喜妈！17 年专业从事婴儿营养工作、中国营养学会会员、高级营养师、母婴健康栏目《喜宝和喜妈》创办人。

　　我和每个新妈妈一样在养育宝宝的过程中总遇到这样或那样的困扰，一路走来看到很多妈妈走了不少弯路，这促使我开创了《喜宝和喜妈》栏目，为母婴健康做点儿事。

　　母婴健康栏目《喜宝和喜妈》是一档社会公益母婴访谈节目。节目邀请了国家级围产、儿科、儿保、营养、早教知名专家，为备孕期、妊娠期、哺乳期的妈妈以及 0~6 岁婴幼儿的家长朋友们带来全方位的育儿保健知识。

　　传统习俗为何要坐月子？

　　坐月子最早可以追溯至西汉《礼记内则》，距今已有两千多年的历史。

往往许多正在怀孕或是刚分娩的女性对坐月子十分紧张，很多人会想到要食补、不能冷水洗头或洗澡等，或者到坐月子中心，三餐定时，可以吃到美味的料理、补品来滋补生产所耗损的元气……

但是这些观念真的都适合现代女性吗？

关于坐月子有太多的禁忌，是否要全盘接受呢？

请跟我一起来学习坐月子的相关知识。

培养身心健康的宝宝，营造快乐生活氛围——我们守护天使的共同目标！

目录 | Contents

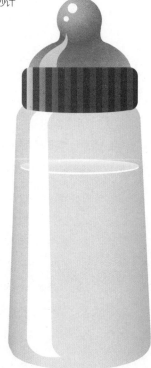

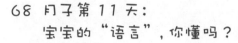

月子中期

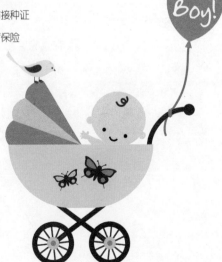

It's A Boy!

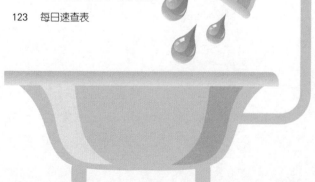

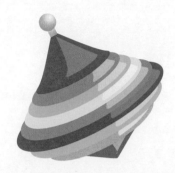

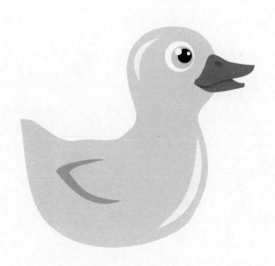

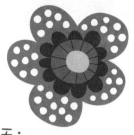

大月子

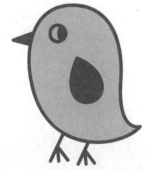

月子初期

　一个新生命的呱呱坠地，
不仅意味着妈妈的世界迎来了一个可爱的小宝宝，
更意味着一位新妈妈正在
开启她全新的人生之门。
"妈妈"的称号赋予了一个女人最伟大、
最幸福、最温暖的含义，
她们的世界伴随着宝宝的到来
变得多姿多彩、美妙无比……

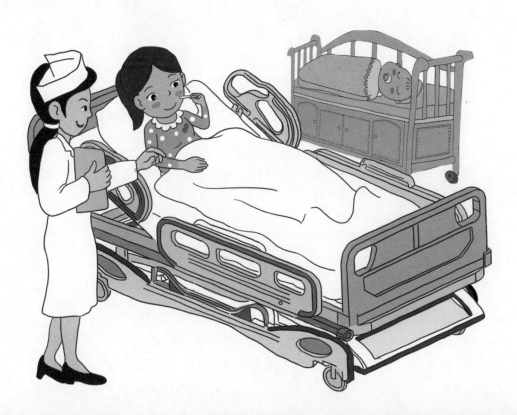

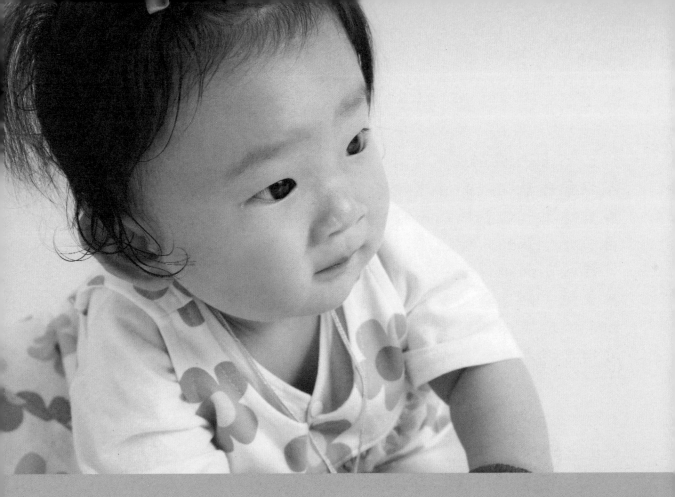

分娩日：我的宝宝降生了

经过了十月怀胎，转眼就到了分娩的时候。此时的你是否出现了这样的心理状况——既憧憬与宝宝见面的快乐情景，又因为不知如何选择适合自己的分娩方式而感到焦虑，甚至对分娩可能产生的疼痛而感到恐惧？工欲善其事，必先利其器。此时，了解各种分娩方式并选择最适合自己的那一种对你来讲就显得格外重要。不同的分娩方式有着各自不一样的优缺点，你只要细致了解这些知识，就能结合自身的具体情况，做到胸有成竹，并在医生的协助下做出最明智的选择！

做个坚强的顺产妈妈

自然分娩又称顺产，是一种最自然的分娩方式。世界卫生组织一贯倡导"减少干预，回归自然"，在有安全保障的前提下，不加以人工干预手段，让胎儿经阴道娩出的分娩方式。自然分娩的四因素即：产力、产道、胎儿均正常，且准妈妈顺产的意志力坚决，这四个方面缺一不可。一般来说只要相信自己，绝大多数准妈妈都可以成为坚强的顺产妈妈！

★顺产的基本步骤

第一产程：宫口扩张期

从规律宫缩开始到宫口开全的过程。初产妇需 12~16 小时，经产妇需 6~8 小时。此期子宫有规律地收缩，宫口逐渐扩张，产妇常有腰酸及腹部下坠感。

第一产程中，准妈妈应注意休息，可以少量吃一些易于消化而营养丰富的促进生产进展的食物，例如巧克力、汉堡包等，而米饭、面条等传统食物医生一般建议不要食用，以免产妇在用力的过程中外溢而阻塞气管。宫口开到 3 厘米之前，准妈妈可在待产室随便走走以促进产程；宫口开到 3 厘米之后，准妈妈可左侧卧于床上，以免膨大的子宫压迫下腔静脉，影响胎儿的血液供应。

减轻阵痛的呼吸法："嘻嘻"轻浅呼吸法

当宫颈开至 3~7 厘米，子宫的收缩变得更加频繁，每 2~4 分钟就会收缩 1 次，每次持续 45~60 秒。这时，准妈妈用嘴吸入一小口空气，保持轻浅呼吸，让吸入及吐出的气量相等，完全用呼吸，保持呼吸高位在喉咙，就像发出"嘻嘻"的声音。

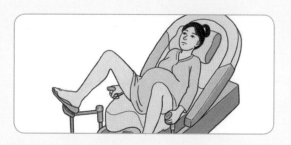

第二产程：胎儿娩出期

从宫口开全到胎儿娩出的过程。初产妇一般需 2 小时，经产妇的时间会适当缩短。此期宫口已开全，胎膜已破，宫缩持续时间延长为 50 秒~1 分钟，间歇时间为 1~2 分钟，再次宫缩时出现排便感。

减轻阵痛的呼吸法：哈气呼吸法

进入第二产程的最后阶段，准妈妈会产生强烈的排便感，想用力将宝宝从产道送出，但是此时医生一般会要求产妇不要盲目用力，而要在宫缩时正确用力。准妈妈此时可以听从助产士的指导，用哈气法呼吸。阵痛开始后，准妈妈先深吸一口气，接着浅吐 1、2、3、4，接着大大地吐出所有的"气"，就如在吹一样很费劲的东西一般。

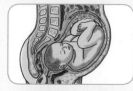
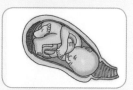
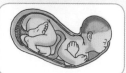
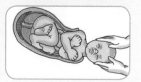

此时宫颈全开了，助产师在即将看到宝宝头部时，会要求准妈妈用力将宝宝娩出。准妈妈此时要长长吸一口气，然后憋气，用力将宝宝向下推。准妈妈下巴前缩，略抬头，用力使肺部的空气压向下腹部，完全放松骨盆肌肉。需要换气时，保持原有姿势，马上把气呼出，同时马上吸满一口气，继续憋气和用力，直到宝宝娩出。当胎头已娩出产道时，妈妈可使用短促的呼吸来减缓疼痛。

第三产程：胎盘娩出期

指胎儿娩出到胎盘排出的过程，一般不超过30分钟。胎宝宝娩出后，妈妈宫缩暂时停止，不久又重新开始，此时的宫缩是为了促使胎盘排出。

胎盘娩出后，妈妈便完成了分娩的全过程。

第四产程：休息观察期

胎盘娩出后，护士对宝宝进行短暂的清理后，会让妈妈们看看漂亮的小宝宝，让妈妈辨别宝宝的性别，再让小宝宝和妈妈亲亲，之后宝宝会在产房接受一系列的观察。此时医生会对妈妈进行胎盘剥离，仔细检查软产道，缝合会阴，完毕后还会对妈妈进行肛诊。然后让妈妈留在产房进行2个小时的休息观察，护士会给妈妈监测血压，每15分钟按摩1次子宫，观察子宫收缩、阴道出血情况，检查切口有无血肿，并记录上述情况。2个小时后，若妈妈无异常，产区护士会与病区护士做好妈妈回病房的交接工作。

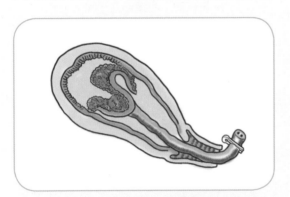

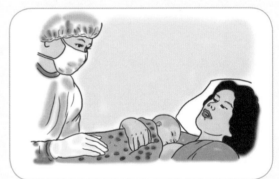

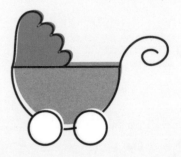

分娩是瓜熟蒂落的自然结果，宫缩痛是伴随着分娩的不可避免的情况，只要宫缩在正常的范围内，就是有益的、合理的，而且选择自然分娩的优点是显而易见的。妈妈们，拿出你们的勇气与坚强来迎接自己健康、可爱的宝宝吧！

★ 顺产的 2 大缺点

1. 准妈妈产程长且需要忍受子宫收缩引起的阵痛，如果胎宝宝过大则容易导致准妈妈子宫颈和阴道的撕裂。

2. 胎宝宝过大、准妈妈产道过窄或产力不足、头位难产等因素可引起产程延长，胎宝宝长时间滞留于产道导致缺氧，甚至还会引起难产、胎宝宝产伤，如颅内出血、头颅血肿、骨折及神经损伤等。

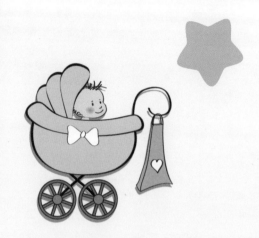

★ 顺产的 9 大优点

1. 自然分娩时，子宫有规律地收缩，胎宝宝的胸腔也有节律地受挤压。这一过程中，胎宝宝胸廓受到有节律的压缩和扩张，促使胎宝宝肺部产生一种叫做肺泡表面活性物质的东西，使胎宝宝出生后肺泡富有弹性，容易扩张。这个过程能锻炼胎宝宝的心肺功能，促进胎宝宝心肺功能的成熟与完善，为宝宝出生以后的自主呼吸创造有利条件。

2. 自然分娩时，由于产道的挤压，使胎宝宝气管的大部分痰液被挤出，为宝宝出生后气体顺利进入气管，减少气管阻力做了充分准备，也有助于胎宝宝剩余痰液的清除和吸收。这一过程也能减少新生儿的并发症，尤其是吸入性肺炎的发生率。

3. 妈妈在分娩过程中，体内会分泌出一种名为"催产素"的物质，它能促进乳汁分泌，还能进一步增进母子之间的感情。

4. 进行自然分娩，妈妈产后子宫恢复得也快些。

5. 自然分娩的妈妈，产后身体恢复大大快于剖宫产的妈妈，能有较多精力照料宝宝。

6. 妈妈产后可以立即进食，还可以喂哺母乳。

7. 妈妈伤口较小，仅有会阴部位伤口。

8. 对宝宝来说，从产道出来其皮肤神经末梢经刺激得到按摩，对其神经、感觉统合系统等都是一次非常好的训练。

9. 自然分娩的妈妈还能避免剖宫产带来的许多并发症和后遗症。

> 当你具备自然分娩的条件时，应听从医生的指导，选用阴道分娩这种自然、安全、对母婴都有利的分娩方式。相信自己，你一定可以做到！

顺产分娩方式还有哪些

★ 无痛分娩

　　我们通常所说的"无痛分娩"，在医学上其实叫做"分娩镇痛"，是用相应方法使分娩时的疼痛减轻甚至消失。目前通常使用的分娩镇痛方法有两种：一种方法是药物性的，是应用麻醉药或镇痛药来达到镇痛效果，这种就是我们现在通常所说的无痛分娩。另一种方法是非药物性的，是通过产前训练、指导子宫收缩时的呼吸等来减轻产痛；分娩时按摩疼痛部位，也能在不同程度上缓解分娩时的疼痛，这也属于非药物性分娩镇痛。

　　无痛分娩并不是真的无痛，无论是对宝宝还是对准妈妈，无痛分娩都会对他们造成影响，所以无痛分娩应该在紧急情况下才考虑。

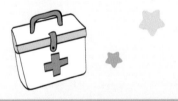

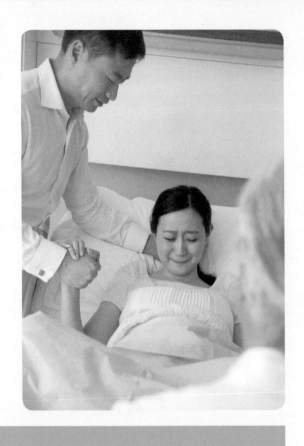

★ 导乐分娩

　　导乐是陪伴产妇分娩全过程的专业人员，她的工作是指导产妇进行顺利自然的分娩。如果你请了一位导乐，分娩过程中，通常当准妈妈子宫口开至2厘米时，导乐就要开始全程陪伴，对准妈妈进行指导、观察，进行"一对一"护理。整个产程中，导乐要指导准妈妈分娩的每个步骤，解释宫缩阵痛的原因，为准妈妈打劲鼓气，同时还需要为准妈妈进行心理疏导，帮助准妈妈克服恐惧心理。经研究，有了导乐的全程陪护，准妈妈的心理压力减轻不少，信心加强，医院的自然分娩率大大提高，产后出血率、心脏缺氧率等明显降低。

　　如在第一产程，导乐会安慰并指导准妈妈宫缩时做深呼吸，鼓励和指导准妈妈采取自由体位减轻产痛；在第二产程，导乐会教准妈妈们用力的正确方法，给准妈妈的生产加油。

★水中分娩

水中分娩是一个很有趣的过程，准妈妈将整个身体浸泡在水中，水波轻微地撞击着准妈妈的身体，这样可使准妈妈子宫肌肉的活性增强，使分娩更顺畅、更容易。"水中分娩"并不是真的把宝宝生在水中，确切地说，是为了减轻妈妈的阵痛（尤其是时间较长的第一产程阵痛）而被不少大医院推荐的一种分娩方法。

6 大优点

1. 在充满温水的分娩池中分娩，可以减少准妈妈在整个分娩过程中的痛楚。

2. 由于分娩池与准妈妈子宫内的羊水环境类似，因此胎宝宝在离开母体以后会很快适应这一新的外部环境。

3. 适宜的水温能使准妈妈感到镇静，促使腿部肌肉放松，宫颈扩张。水的浮力则有助于调节身体的自然节律，便于翻身和休息。

4. 分娩时出血量少，会阴创面小，由于准妈妈在水中的体位能自主调节，使得分娩时的用力更为自然，胎心也不会出现异常变化。

5. 由于分娩时间相对较短，准妈妈体力消耗甚小，产后恢复也明显优于其他分娩形式。

6. 水下诞生的宝宝在整个产程中受到伤害的几率要小一些。

温馨提示

由于水中分娩存在母婴感染的风险，所以准妈妈若要选择这种分娩方式，一定要事先选择专门开展该项目的大医院进行，这样较有安全保障。

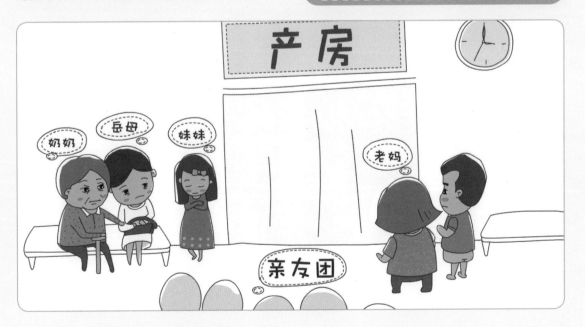

★ LDR 家化式分娩

LDR产房是集待产（Labor）、生产（Delivery）、产后康复（Recovery）三位一体的美式家庭化产房。温馨的家庭化布置，齐全的医疗和生活设施，使准妈妈从入院至出院所接触的都是同一个服务团队与同一间熟悉温馨的房间，始终在家人陪伴下，在独立的私密房间里完成分娩全过程。这一切，都可以让准妈妈消除产房中可能带来的紧张和恐惧感，享受全程的亲人陪护，感受浓浓的亲情，从容共迎新生命的诞生，让分娩成为一次幸福快乐的梦幻之旅。除形式上有家庭的感觉外，医院一般建议丈夫参与到分娩的过程当中，可以陪伴呵护自己的妻子，看到自己孩子的出生，体验在家分娩的感觉。

3 大优点

1. 家化式分娩可以让准爸爸走进产房，和准妈妈一起见证宝宝的降临。在过去，准妈妈生孩子都是"一个人的战斗"。准妈妈进入产房后，与家人隔离，外面的亲人看不到里面痛苦呻吟、大汗淋漓的准妈妈，准妈妈在里面也得不到亲人的任何安慰。

2. 家化式的温馨环境，可以让准妈妈舒缓生产时紧张的情绪。在家化式产房，准妈妈丝毫没有传统产房冷冰冰的恐惧感。柔和的灯光，舒缓的音乐，在装饰得像家庭一样舒适、温馨、清洁、宁静的家化式分娩室里，准妈妈可以选择她自己认为舒适的任何体位进行分娩。

3. 一对一全程跟踪服务，使整个分娩产程在充满热情、关怀和鼓励的氛围中进行。每位准妈妈都有一名助产士全程一对一的陪伴，经验丰富的助产士会为准妈妈进行舒适的抚摩以及给予热情的支持，密切观察产程的进展，及时发现问题并予以纠正，让整个分娩都充满温馨。

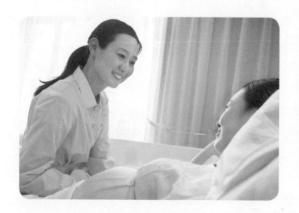

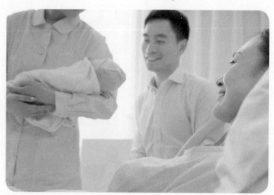

可以提高顺产概率的几个建议

孕期合理营养，控制体重

宝宝的体重超过 4 千克（医学上称为巨大儿），母体的难产概率会大大增加。如果在产前检查中医生预测胎儿体重超过 4 千克，一般就会建议产妇以剖宫产方式分娩。

正常大小的胎儿可以通过母体骨盆而顺利分娩，但是巨大儿的头比较大，胎头就可能"搁浅"在骨盆入口处，难以通过骨盆而不得不做剖宫产。如果巨大儿身体比较胖，虽然能勉强通过骨盆，但是准妈妈分娩时要花九牛二虎之力，最后可能不得不用产钳或胎头吸引器帮助胎儿分娩。

为了控制新生儿的体重，在妊娠期间，准妈妈应适当参加活动，不要整天坐着、躺着。多吃新鲜蔬菜和含丰富蛋白质的食物，少吃含碳水化合物、脂肪量很高的食品，如甜品、油炸食品、甜饮料等。最理想的怀孕体重在孕早期怀孕 3 个月以内增加 2 千克，怀孕中期 3~6 个月或怀孕末期 7~9 个月各增加 5 千克，前后共 12 千克左右为宜。如果整个孕期增加 20 千克以上，宝宝就有可能长得过大。

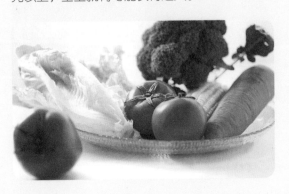

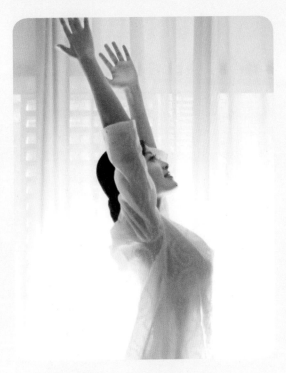

孕期适当运动

孕期锻炼不但有利于控制孕期体重，还有利于顺利分娩，可以增加腹肌、腰背肌和骨盆底肌肉的张力和弹性，使关节、韧带松弛柔软，有助于分娩时肌肉放松，减少产道的阻力，使胎儿能较快地通过产道。另外适当的运动还可缓解准妈妈的疲劳和压力，增强自然分娩的信心。

当然，怀孕毕竟是个特殊的生理过程，准妈妈在锻炼时要注意运动时间、运动量、热身准备，防止过度疲劳和避免宫缩。另外，有习惯性流产史、早产史、此次妊娠合并前置胎盘或严重内科并发症，不宜进行高负荷的运动。

定时做产前检查

整个妊娠期的产前检查一般要求是 9~13 次。初次检查一般在孕初期，从怀孕 4 个月开始要进行有规律的检查，在怀孕 4~7 个月内每月检查 1 次，怀孕 8~9 个月每 2 周检查 1 次，怀孕最后 1 个月每周检查 1 次；如有异常情况，必须按照医师约定复诊的日期去检查。

定期检查能连续观察各个阶段胎儿发育和孕妇身体变化的情况，例如胎儿在子宫内生长发育是否正常，孕妇营养是否良好等；也可及时发现孕妇常见的并发症如妊娠期高血压、妊娠期糖尿病、贫血等疾病，以便及时得到治疗，防止疾病向严重阶段发展而影响正常分娩。在妊娠期间，胎位也可发生不正常的变化，定期检查能及时发现。因此，定期做产前检查对顺利分娩是十分必要的。

听从医生指导

准妈妈临产的时候，医生会综合考虑准妈妈的骨盆，胎儿的姿势、产式、体态、位置、头围、胸围，胎儿的数目及胎儿的健康状况，子宫的收缩力等情况，对准妈妈提出是否适合顺产的建议，必要时医生会建议准妈妈做剖宫产。准妈妈们一定要听从医生的指导，在怀孕期间了解相关的分娩知识，保证分娩时情绪稳定。

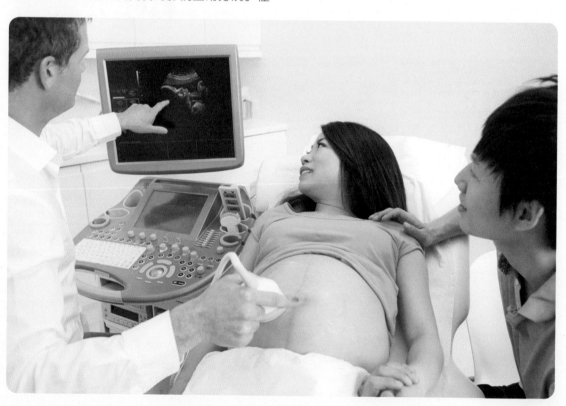

痛并快乐着的剖宫产妈妈

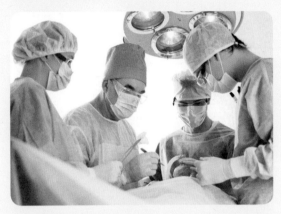

剖宫产，是外科手术的一种。手术时，切开母体的腹部及子宫，用以娩出婴儿。通常剖宫生产是被用于抢救难产的孕妇和胎儿，以免因阴道生产可能对胎儿或母亲性命及健康造成损害。总之剖宫产是一个重要的手术助产方法，但并不是最理想的分娩方式，它只是用来解决难产、保全宝宝和妈妈生命的一种应急措施，故不宜盲目选择。

★ 剖宫产的基本步骤

第一步：手术准备

住院时间由医生根据胎宝宝的情况决定，准妈妈按约定时间在手术前1天住院，以接受手术前的准备。手术前夜，晚餐要清淡，晚上12点以后不要再吃东西，以保证肠道清洁，减少术中感染。术前医生会测准妈妈生命体征，听胎心，胎心每分钟在120~160次为正常。确认准妈妈身上没有饰品后，医生给准妈妈备皮、取血、插尿管，送进手术室。

第二步：消毒麻醉

麻醉范围从胸骨以下到大腿上1/3处。选择硬膜外麻醉，麻醉师通常都会在准妈妈腰椎第3~4节之间，轻轻插入1根硬膜外管。药物经过管子缓慢释放，使准妈妈的痛觉消失但仍保持清醒状态。

第三步：手术开始

医生会在下腹壁下垂的皱褶处，做1个横切口（纵切口只在紧急时使用）。第2个切口会在子宫下段，这样可以减少对子宫体的损害，减少再妊娠的危险。羊膜打开后，胎儿和胎盘就可以取出来了。医生为了帮助胎宝宝娩出，有时还会用手掌压迫准妈妈的宫底。

第四步：新生宝宝的处理

护士用工具吸出新生宝宝口鼻中的黏液，将新生宝宝擦干。儿科医生会给其查体，做出评估生

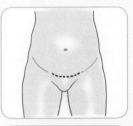
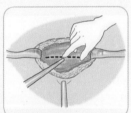
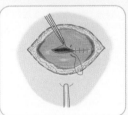
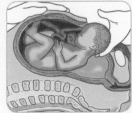

存能力的 Apgar（阿氏）评分，包括心率、呼吸、反射、肌张力、肤色。量体重、身长、头围，按下新生宝宝的第 1 个脚印，就可以抱给他的父母了。

第五步：手术结束

给妈妈做子宫和皮肤的逐层缝合，伤口皮肤对合后做包埋缝合，从外表看来只是一道细线，缝线成分人体可以吸收。伤口 5~6 天后可以愈合，如果妈妈不是瘢痕体质，愈合以后就像皮肤的一道皱褶。

第六步：回到病房

剖宫产当天，妈妈回到病房后一定注意好好休息，这毕竟是一次大的手术经历。这时会有导尿管的刺激、吸氧管的不适、心电监护的袖带缠绕，有的妈妈后背还有镇痛泵。在这时妈妈们除了需要喂奶时适当运动外，其他时间一定要闭目休息，以尽快恢复体力。妈妈产后还要多翻身，促进排气，排气后尽早进食，以补充手术造成的体能损失。产后第 2 天，妈妈拔除导尿管后要尽快活动。当镇痛泵取走后，伤口会有疼痛的感觉，一般是可以忍受的，这样的收缩疼痛促使子宫由一个如皮球大的球形缩小成孕前的大小。产后第 3 天，医生会给妈妈伤口换药，会查看伤口有无渗血和红肿发炎的情况，了解伤口愈合状况。产后要打一些消炎针以及吃消炎药，不过，妈妈们大可放心，医生用的都是对宝宝没有影响的药。

★剖宫产的 6 大优点

1. 由于某些原因使宝宝绝对不可能从阴道分娩时，施行剖宫产可以挽救母婴的生命。

2. 如果施行选择性剖宫产，子宫收缩尚未开始前就已施行手术，可以免去妈妈遭受阵痛之苦。

3. 腹腔内如有其他疾病时，也可一并处理，如合并卵巢肿瘤或浆膜下子宫肌瘤，均可同时切除。

4. 做结扎手术也很方便。

5. 对已有不宜保留子宫的情况，如严重感染，不全子宫破裂，亦可同时切除子宫。

6. 由于近年剖宫产手术安全性的提高，大大减少了手术并发症对母婴的影响。

★剖宫产的 6 大缺点

1. 剖宫产手术对妈妈的精神上和肉体上都会留下创伤。

2. 手术时麻醉意外虽然极少发生，但不等于不可能发生。

3. 手术时可能发生大出血及损伤腹内其他器官等情况，术后也可能发生泌尿、心血管、呼吸等系统的并发症。

4. 即使手术中平安无事，但术后妈妈也有可能发生子宫切口愈合不良、肠粘连或子宫内膜异位症等。

5. 术后妈妈的子宫及全身的恢复都比自然分娩慢。

6. 剖宫产的宝宝，有可能发生呼吸窘迫综合征。

★ 剖宫产疑惑解答

Q：都说剖宫产会使分娩时产妇和胎儿危险减小，是否比阴道分娩更理想？

A：剖宫产并不是最理想的分娩方式。剖宫产手术只是一种万不得已的分娩方式，是用来解决难产、保全胎儿和产妇生命安危的一种应急措施，不能盲目选择。

其实，剖宫产在降低产妇及胎儿危险性或死亡率方面的作用是有限的。很多临床报道显示，剖宫产有一定危险。

大量医学研究证明，未经产道试产，并在未临产前就以剖宫产方式分娩的新生儿，新生儿期并发症较多。特别值得一提的是剖宫产儿综合征，即胎儿由于缺乏阴道分娩过程中的挤压，肺中羊水和黏液不能被清除，出生后容易引起窒息、湿肺、呼吸窘迫综合征、羊水吸入等较为常见的并发症，或使羊水咽入消化道而出现呕吐、吃奶差等表现。另研究证明，剖宫产胎儿体内的 IgG 水平要低于阴道分娩胎儿，因此出生后更容易受到感染。如果剖宫产手术不太顺利，还会使婴儿的皮肤、骨骼、神经等组织在出生时受到损伤。

此外，产妇术后可能会因麻醉或腹痛而出现行动不便、哺乳困难、母乳不足等情况，都会给产妇的健康带来一些不好的影响。近期对于产妇健康的影响，包括剖宫产术后并发症要比阴道分娩多，如生殖道感染、伤口感染、产后出血、其他组织器官被损伤，或导致静脉栓塞或肺栓塞等危险并发症。而且，由于分娩时要比阴道分娩的产妇出血多，有时甚至需要输血。

远期对于产妇健康的影响，包括很多产妇患上盆腔炎、月经不调、腰痛、宫外孕、再次妊娠时胎盘附着于子宫切口，或形成前置胎盘引起大出血等疾病的发生率较高。而且，一旦意外妊娠时人工流产术难度增大，容易引起子宫穿孔或流产不全等后果。再次妊娠足月分娩时，子宫伤口容易裂开或发生胎死宫内、腹腔内出血等危急重症。

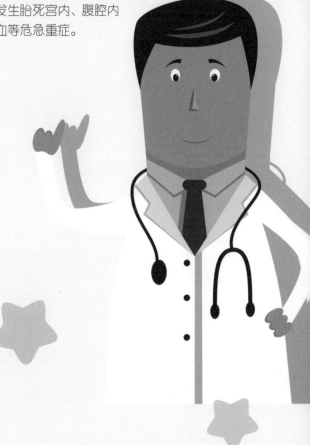

Q：既然剖宫产只是解决难产而采用的分娩方式，不应完全听从产妇的个人愿望，那么哪些产妇才需要采取剖宫产？

A：分娩时是否需要做剖宫产，应从产妇和胎儿两个方面来考虑：

(1) 妊娠晚期已经存在难产因素，如头盆不称、骨盆狭窄或畸形、阴道瘢痕狭窄或盆腔肿瘤、先兆子痫、严重心脏病、前次妊娠剖宫产、高龄初产及合并其他因素，如不孕症史、慢性高血压，以及胎儿体重在 4 千克以上的巨大儿等。

(2) 临产后出现意外需行急症剖宫产，如宫缩无力、头盆不称，或因前置胎盘、胎盘早剥而产前出血及试产失败等。

(3) 胎位不正，如横位、面先露、初产臀位、胎儿过大或足先露等。如果在临产中发生持续性枕后位等情况，一经发现或处理无效，也应做急症剖宫产。

(4) 出现胎心变化、羊水被胎粪污染，或脑垂功能低下及羊水减少等。

(5) 切盼胎儿，如以往有不良分娩史，或多年不孕者，此次胎儿特别珍贵等。

Q：如因各种原因需要再次妊娠，子宫切口会不会破裂？手术一般采用哪种切口？

A：子宫下段横切口一般在术后愈合得较为牢固。

剖宫产手术的子宫切口包括 4 种，目前临床上应用最广泛的一种是子宫下段横切口。剖宫产术的腹部切口，包括下腹直切口和下腹横切口。下腹直切口在脐下偏左部位，特点是手术简单、快速，但会影响美观。如果产妇是瘢痕体质，日后会鼓出一条高出皮肤的瘢痕，影响

腹部美观。现在产科医生通常采取下腹横切口，即在位于耻骨联合上方，相当于腹壁下垂皱褶处切开一个约 10 厘米长的横弧形切口。这种切口在肌肉层较薄的子宫下段，特点是手术简单，出血较少，术后愈合得较好。如果日后再次妊娠，子宫发生破裂的概率较小。

不过，再次妊娠时子宫是否容易发生破裂，不能完全取决于所选择的子宫切口。如果再次妊娠时间过短或切口愈合不良，还是会使子宫破裂的危险性增大。为了避免再次妊娠时子宫切口破裂，再度生育至少要在产后 2 年以后，以使切口能够愈合得更加牢固或更结实一些。

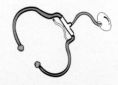

总之，剖宫产对妈妈的身体是一种创伤，在这个创伤恢复的过程中，可能会有切口的并发症，所以医生会给妈妈吊生理盐水，妈妈的行动会受影响；即使剖宫产进行的过程中不疼，但是生产完之后的麻烦还是比较多。所以我们提倡顺产，除非你在妊娠分娩期有严重的并发症，或者有特殊情况不能够顺产，才会选择剖宫产。如果仅仅因为怕疼而选择剖宫产，这是我们不提倡的。

新生宝宝在产房的护理

宝宝出生后开始啼哭，这表明肺已经开始工作了。出生后1分钟以及第5分钟，宝宝需要分别接受一次Apgar评分，即对宝宝的肤色、心率、反应激性、肌张力及呼吸等5项进行评分。儿科医生给宝宝检查身体，排查外在发育异常，然后，护士会给宝宝称体重、量身长。

在宝宝出生24个小时之内，注意保暖，早开奶，早接触。在征得父母的同意之后，护士会给宝宝打第1次防疫针，也就是乙肝疫苗及卡介苗。

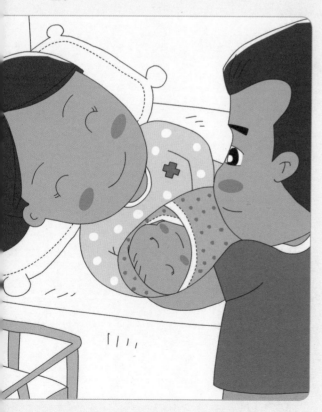

每日速查表

产后当天，产妇应在床上休息。分娩当日，不管对新妈妈还是宝宝来说都是很重要的一天，然而开心之余，家属不要忽视对于新妈妈的照顾，例如家属要时刻注意居室的通风，一定要避免室内温度过低、过高，最好将室温调整到22~26℃之间，这样新妈妈和宝宝都会感觉比较舒适；新妈妈产后出汗比较多，家属应注意常换新妈妈的衣着，特别是贴身内衣和内裤更应经常换洗，1天多换，这样做可以保持卫生，防止感染；数日后新妈妈体力恢复后就可以开始淋浴了，但是一定要有家属陪伴，以免发生意外。

刚生产完，新妈妈身体虚弱，不宜进行家务劳动，家属们在照顾宝宝的同时，也要对新妈妈呵护备至哦！

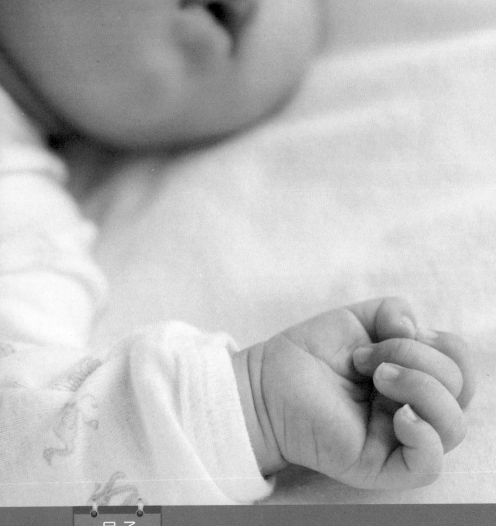

不用手忙脚乱地度过

在经历了幸福漫长的十月怀胎与刻骨铭心的分娩之后，期待已久的小宝宝终于来到了你和家人的面前。望着如此可爱的小家伙，面对着一个又小又软的生命，该怎样更好地呵护他呢？此时的小宝宝最需要什么呢？与此同时，刚刚经历了分娩过程的你，又需要做好哪些事情来为自己的身体"加油助威"呢？

为宝宝的第 1 天做好几件事

刚刚从妈妈那温暖舒适的子宫来到这个世界，小宝宝往往会有太多的不适应：这个新地方怎么有点冷？怎么那么亮？……为了帮助宝宝适应新的环境，妈妈至少需要为宝宝做好以下几件事。

★ 第一件事：把灯光调暗一些

在黑暗中度过了 9 个多月的时光，现在，外面强烈的光线对新生宝宝来说有些刺眼，他会感觉很不舒服，甚至有点难以忍受。所以，你需要让房间的光线稍稍暗一些，比如光线强烈时把窗帘拉上，用瓦数低一点的照明灯，最好是暖色灯。较低强度的光线还可以帮助宝宝将注意力集中在他视力所能达到的范围，也就是距离他的面部 10~20 厘米的地方。

另外，如果夜里给宝宝喂奶、换尿布的时候，不要打开明亮的灯光，只要开一个小夜灯就可以了。白天让宝宝逐渐感受自然光。你想使宝宝形成有规律的睡眠，那么就需要通过光线的变化来帮助宝宝区分白天和黑夜。

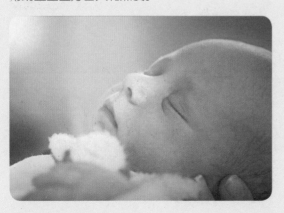

★ 第二件事：让宝宝暖和起来

宝宝刚刚来到这个世界，还没有能力通过自身的力量来维持正常的体温。为了保持体温，宝宝可能需要比你多穿一层衣物，比如一件小衫，或者加盖一条纯棉小毯子。但是也不要给宝宝穿得太多，或者盖得太厚。如果太热的话，也会使宝宝出汗多和感觉不舒服。

★ 第三件事：用襁褓包裹宝宝

从妈妈小小的子宫出来之后，宝宝现在有了更大的空间可以活动自己的小腿了。但是，这样的活动也会引发宝宝的惊跳反射——一种正常的四肢的抽动。尤其是当外界突然发出很大的噪声，或者你突然改变宝宝的姿势，他都会以这种反射惊跳来做回应。

为了模拟出一个类似子宫的紧缩空间，让宝宝产生安全感，在宝宝出生后，你可以试着用浴巾或纯棉小毯子把宝宝包裹起来。但是 2 周过后，你要给他"松绑"，因为这时宝宝对外界的环境已经有了一些适应，而且他也需要充分地伸展和锻炼小肌肉，发展身体的协调性了。不要用蜡烛包包裹宝宝。

★ 第四件事：保持适当的声音

宝宝其实早就习惯了子宫里喧嚣的环境，所以屋子里有规律的声音并不会打搅他。做饭的声音，洗盘子时发出的"叮叮当当"的响声，家里人的说笑声、脚步声，或者为他朗读、唱歌，或在他的耳畔说的那些甜蜜的话语，都不会惊扰宝宝，只会让他感觉到家的真实存在。

新妈妈第 1 天必须做好几件事

分娩后的第 1 天，作为新妈妈的你有很多事情值得注意，过好这一天对于顺利度过产褥期是十分重要的。

★ 第一件事：好好休息一下

建议时间：分娩后 24 个小时内

看到自己的宝宝，每个妈妈都会有一种发自内心的欣慰和喜悦，以至于忘记了分娩时的痛苦、疲劳和手术后的不适。这时妈妈们一定要注意休息，最好的方式就是睡眠，让充足的睡眠为体力的恢复和哺乳打下基础。产后第 1 天，妈妈会感觉疲劳，所以妈妈们在 24 个小时内应保证充分睡眠或休息，使精神和体力得以恢复。

★ 第二件事：给宝宝喂初乳

建议时间：分娩后半小时

顺产的妈妈产后半小时，剖宫产的妈妈麻醉药消退后 1 个小时，就要在护士和家人的帮助下，与宝宝进行肌肤接触，并让宝宝吸吮乳头，这叫"开奶"，开奶的时间越早，对今后的妈妈乳汁分泌越有利。一般这时妈妈的乳汁量很少，黏稠，略带黄色，含有大量的抗体，俗称"初乳"，由于其营养价值高，我们还称它为"黄金奶"，它可以保护宝宝免受细菌的侵害。新生宝宝对乳头的吸吮刺激，以及乳汁的分泌都有利于妈妈的子宫收缩。

初为人母，喂奶一定是一件让你头痛的事，不要担心，在后面的章节里，我们会为你进行详细讲解。

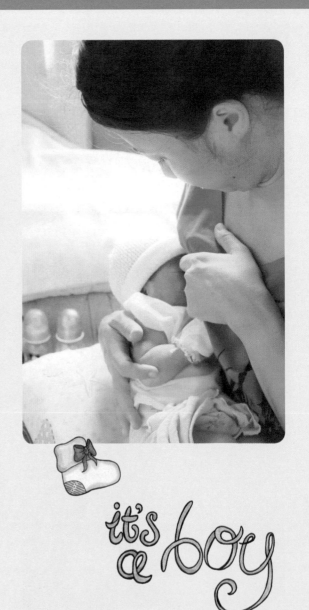

it's a boy

★第三件事：观察出血情况

建议时间：分娩后

分娩后 2~24 小时是妈妈最易出血的时段，因此顺产后的 2 个小时内，妈妈应在分娩室内休息，以便医生随时观察出血情况，一旦有问题要及时处理；分娩后的 24 个小时，也是比较容易出血的时段，不要忽视，一旦出现异常情况要通知医生及时处理。

医生会在剖宫产妈妈的伤口压沙袋，目的主要有三个：一是预防术后腹腔压力突然降低，导致淤积在腹腔静脉和内脏中血液过量会回流入心脏；二是压迫腹部切口，减少创面的渗血、渗液；三是通过压迫，刺激子宫收缩，减少子宫出血。术后麻醉药的作用渐渐消退，几小时后，伴随伤口上的沙袋挤压，妈妈便感觉疼痛，所以，剖宫产的妈妈要对术后疼痛有一定的心理准备。

★第四件事：注意科学饮食

建议时间：分娩后

生完孩子后，妈妈会感到饥肠辘辘，但不要过量进食一些生冷和不易消化的食品。

顺产妈妈由于体力消耗更大，出汗多，需要补充足够的液体，包括牛奶、温开水等。不过在乳汁分泌顺畅之前，暂不要大量进补汤水，以免乳汁分泌过多堵塞乳腺管；会阴部位有伤口的妈妈，需要在自解大便后，才能恢复日常饮食，同时要保证每天大便的通畅；如有会阴Ⅲ度裂伤，需要无渣饮食 1 周后再吃普通食物；顺产的妈妈在第 1 天可吃些没有刺激又容易消化的半流质食物。

剖宫产的妈妈则因肠道功能受干扰，第 1 天不能进食，等排气后再从流食、半流食，逐步恢复到日常饮食。在胃肠功能恢复前，不要食用牛奶、豆浆、蔗糖等易胀气的食物，一般 3~4 天后就可正常进食。

相关链接：妈妈产后第一餐

顺产妈妈在分娩当天，应以清淡、温热、易消化的稀软食物为宜。建议顺产妈妈的产后第一餐应以半流质食物为宜，如藕粉、蒸蛋羹、蛋花汤等；第二餐可基本恢复正常，但由于产后疲劳、胃肠功能差，仍应以清淡、稀软、易消化食物为宜，比如：挂面、馄饨、小米粥、蒸（煮）鸡蛋、煮烂的肉菜、糕点等。

剖宫产妈妈术后 6 小时内因麻醉尚未完全消退，全身反应低下，为避免引起呛咳、呕吐等，应暂时禁食，也不能喝水；6 小时后可进食流质食物，如熬得很浓的鸡、鸭、鱼、骨头汤等，还可以饮用橙汁以促进排气；排气后 1~2 天，剖宫产妈妈的饮食可由流质改为半流质，食物宜富有营养且容易消化，如蒸蛋羹、稀饭、面条、馒头等；一般术后第 3~4 天，即可进食普通饮食。

★第五件事：适当活动身体

建议时间：分娩后 6~48 个小时

顺产后 6~12 个小时、剖宫产后 48 个小时的妈妈就可以下地活动，目的是增强腹肌收缩，促进子宫复原和恶露排出，增进食欲，防止尿潴留和便秘发生，减少手术后的肠粘连现象。

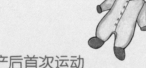

相关链接：妈妈产后首次运动

顺产的妈妈 6~12 个小时后就能起床做轻微活动，第 2 天可以在室内走动，做适宜的产后保健操。会阴有侧切的妈妈，坐时尽量避免压迫伤口，休息时取平卧位或侧卧位，避免恶露污染伤口。

手指屈伸运动

从大拇指开始，依次弯曲，再从小指依次伸展。两手伸展、弯曲，伸展，弯曲，反复进行。

深呼吸运动

用鼻子缓缓地深吸一口气，再从口慢慢地吐出来。

转肩运动

屈肘，手指触肩，肘部向外侧翻转。返回后，再向相反方向转动。

背、腕伸展运动

① 两手在前，握住，向前水平伸展；

② 手仍向前伸展，背部用力后拽。两肘紧贴耳朵，两手掌压紧。坚持 5 秒，放松；

③ 两手在前相握，手掌相外，同样向前伸展，握拳。坚持 5 秒，放松。

脚部运动

① 脚掌相对，脚尖向内侧弯曲，再向外翻；

② 两脚并拢，脚尖前伸。绷紧大腿肌肉，向后弯脚踝。呼吸 2 次后，撤回用在脚上的力；

③ 两脚并拢，右脚尖前伸，左脚踝后弯。左右交替进行。

颈部运动

仰卧，两手放于脑后，肩着地，只是颈部向前弯曲。复原，颈部向右转（肩着地），犹如向旁边看，然后向左转。

剖宫产的妈妈，术后 6 小时内采取去枕平卧位，同时将腹部放置沙袋，在术后 6 小时内应当禁食；6 小时后就可以枕枕头了，可采取半卧位或侧卧位，可以将被子或毯子垫在背后，使身体和床形成 20°~30° 角；24 个小时后拨尿管后需下床活动，适当活动可促进肠蠕动，利于子宫的复旧，尽早恢复体形。

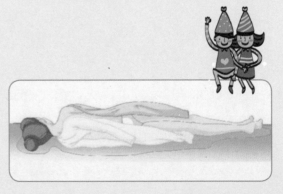

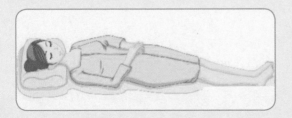

★第六件事：及时排尿

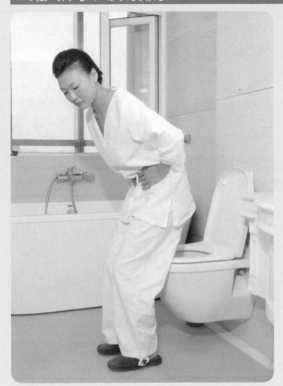

建议时间：分娩后 2 个小时

顺产的妈妈，分娩后 2 个小时应该排尿 1 次，以后每 3~4 小时要排尿 1 次；剖宫产的妈妈在拔尿管后，也要尽早排尿。若出现排尿困难或不畅以及无尿的情况，应及时请医护人员帮助解决。

分娩后你可能会害怕上卫生间。因为分娩时膀胱受伤或麻醉药影响可能会导致小便困难，这很正常。你还可能因为疼痛，连上卫生间的想法都没了。妈妈一旦发生排尿困难，首先应放松心态，告诉自己这是产后常见的症状，然后可以借用一些外力的帮助，让自己能顺利排尿。比如轻轻按压膀胱、用温开水洗外阴、在小腹上焐热毛巾，

或者打开水龙头用流水的声音加以刺激等，这些方法可以在一定程度上刺激膀胱肌肉的收缩，促使其尽快排尿。

另外，排尿后仍需注意防止膀胱内有残余尿。检查的方法为妈妈排尿后在耻骨上方用手指用力压小腹部，体会一下是否还有尿意。如果仍有尿意，说明有残余尿。此外，可在产后短时间内多吃些带汤饮食，如多喝红糖水，使膀胱迅速充盈，以此来强化自己的尿意。

在分娩后尽快自主小便很重要，这样可以避免尿路感染等并发症。第 1 次大便会稍晚一些，要在分娩的数天后。护士一般会了解你产后第 1 次大便的情况，以确认是否一切无恙。另外，首次如厕最好不锁门或有人守在门外，以防晕倒后没人发现。

每日速查表

新生宝宝的正常生理指标如下：

体重：2.5~4 千克

身长：47~50 厘米

头围：33~34 厘米

胸围：约 32 厘米

坐高（即头顶到臀部长度）：约 33 厘米

呼吸：每分钟 40~60 次

心率：每分钟 140 次左右

体温：36~37.5℃

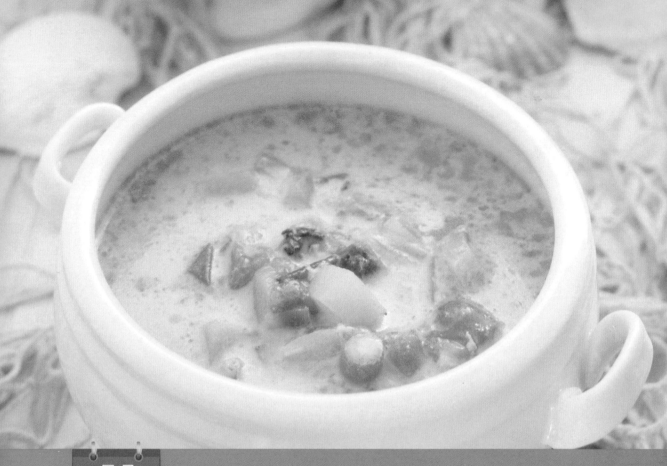

制定妈妈第1周的餐单

宝宝出生后，全新的生活便拉开了序幕，以宝宝为轴心的生活开始了！

"吃"和"穿"这两件大事一件都马虎不得，在穿衣方面，该为宝宝准备些什么样的衣服才最合适呢？该掌握哪些穿衣手法？在进食方面，母乳喂养或奶粉喂养时又需注意些什么？

另外，自己身体此时正在发生的变化，你也需要细细了解一番。更重要的是，产后第1周，你和家人一定要为自己的饮食"把好关"。做好上述这些事，才能踏踏实实、健健康康地陪伴自己的宝宝哟！

给宝宝准备好衣服和"食物"

★ "衣"之道

新生宝宝的基础衣服通常有哪些？

短汗衫

新生宝宝容易出汗，贴身短汗衫的作用就是吸汗。新生宝宝出汗后，妈妈应该马上替他换一件。衣服最好对襟，不用纽扣，用系带比较方便。

长汗衫

长汗衫一直包裹到宝宝脚的地方，不会使下身着凉。只要把衣摆往上一翻，妈妈就能给宝宝换尿布了，相当方便。

长外套

刚出生的宝宝活动较少，可以给他穿裤腿分开型的带子母扣的长外套。妈妈在给宝宝换尿布时也会比较轻松。

给新生宝宝穿衣的手法是怎样的？

（1）按照先穿汗衫后穿外套的顺序把衣服摊在床上，事先通好每件衣服的袖子。内衣、外套上的带子和子母扣也要事先全部解开。

（2）把宝宝轻轻地放在摊开的衣服上。

（3）妈妈要一边支撑着宝宝的手肘和手腕的关节，一边拉着衣袖让宝宝的小手穿过去。注意一定不能使劲拉扯宝宝的小手。

（4）穿好短汗衫，将带子系好。短汗衫的带子要尽量往腋窝的方向系，系一个结实合身的蝴蝶结即可。

（5）妈妈在扣外套上的子母扣时，两个扣瓣要分别用两只手拿稳、摁住。靠内侧的扣子不要压在宝宝的身体上。

给新生宝宝脱衣的手法是怎样的？

（1）把外套的子母扣和汗衫的带子全部解开，3件重叠着将胸前部分敞开，这样就可以一次性全部脱掉了。

（2）妈妈用一只手轻轻地支撑着宝宝的手肘，用另一只手把3件衣服的衣袖合在一起拉出来，然后轻轻地弯曲宝宝的手肘，将衣袖脱掉。注意不要硬拉宝宝的手。

（3）对衣物的下摆也按照一样的处理方法，要一边支撑着宝宝的脚踝一边脱。

温馨提示

给宝宝脱衣服的时候不能硬脱，要慢慢地脱，动作要轻柔。秘诀是动衣服而不动宝宝的身体。

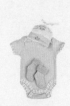
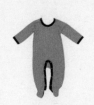
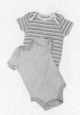
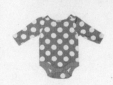

★ "食"之道

分娩后不久，妈妈的乳房便会分泌初乳，初乳是妈妈送给宝宝最好、最珍贵的礼物，是任何食物无法替代的！初乳不仅量少，而且只在分娩后的 1 周之内有。因此，可以说初乳是妈妈专为新生宝宝准备的特别营养食物。这个时候，妈妈一定要让宝宝多吸乳房以获取初乳啊！

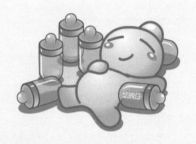

初乳是什么样子的？

初乳一般是透明的或是呈金黄色，类似黄油、味道有点苦、有异臭、黏度大、热稳定性也较差。很多妈妈认为这些乳汁很脏或者担心这样的奶水不好，于是挤出后扔掉，其实这样做是大错特错的。这种奶相当于疫苗的作用，对宝宝增强抵抗能力具有相当大的作用。

虽然从外观上看，初乳很不起眼，但它却含有多种抗体、丰富的蛋白质、较低的脂肪以及新生儿需要的各种酶类和碳水化合物等，是其他任何食品都无法替代的。

蛋白质

初乳中的蛋白质含量远远高出成熟乳，特别是乳清蛋白质的含量高。初乳内蛋白质含量一般比成熟乳多 5 倍，尤其是其中含有比成熟乳更丰富的免疫球蛋白、乳铁蛋白、生长因子、巨噬细胞、中性粒细胞和淋巴细胞。这些物质对于新生宝宝来说，都具有防止感染和增强免疫的效果。

维生素

初乳中的维生素含量也显著高于成熟乳。维生素 B2 在初乳中的含量大多比成熟乳高出 3~4 倍，叶酸、烟酸在初乳中的含量也比成熟乳高。此外，初乳还提供了大量的维生素 D 和维生素 A，其含量是成熟乳的 3~6 倍，能够帮助新生宝宝更充分地吸收钙质，促进宝宝骨骼健康成长。

微量元素

初乳中乳糖含量较低，矿物质，特别是钠和氯的含量极高。其他微量元素如铜、铁、锌等矿物质的含量也显著高于成熟乳。据测定，初乳中含铁量为成熟乳的 3~5 倍，而含铜量则约为成熟乳的 6 倍，锌的含量也很高，平均浓度一般为成熟乳的 4~7 倍。

免疫物质

除了极高的营养价值，更重要的，则是其成分中所含的众多免疫物质，这些免疫物质可以覆盖在宝宝未成熟的肠道表面，阻止细菌、病毒的入侵。所以初乳也被称为给宝宝的"第一次免疫"，对宝宝的生长发育具有重要意义。世界卫生组织提倡妈妈们在产后 1 个小时就让新生宝宝吸吮奶水。

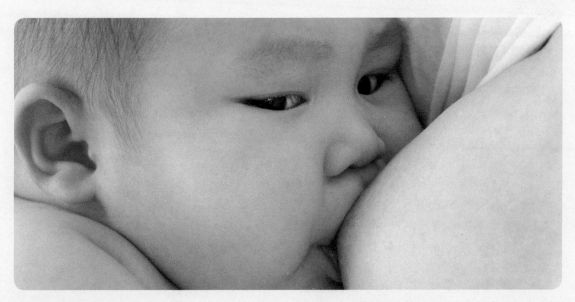

如何给宝宝喂食母乳？

(1) 妈妈应记住：宝宝每天至少要吃 8~10 次奶，具体的喂奶方法，我们在下一个章节会有详细介绍。

(2) 哺乳过后，妈妈会觉得乳房一下子空了，摸起来也更软了。

(3) 宝宝的皮肤颜色健康，结实有弹性。宝宝吃奶时，能看到他大口吞咽的样子，并可以听到"咕咚咕咚"的吞咽声，吸吮慢而有力。如果宝宝吃了奶之后超过 30 分钟还含着乳头吸吮不放松，这是在告诉妈妈自己还没有吃饱。

(4) 宝宝吃饱后，通常能安静地睡上 2~3 个小时，醒了以后还能玩上一小会儿。如果宝宝出现哭闹不安，或睡一下就醒，就表示宝宝没有吃饱，妈妈需要想办法增加奶量。

(5) 注意宝宝的胎便及过渡便的变化。

如何给宝宝喂食奶粉？

大多数时候，新妈妈的乳汁分泌在最初几天都很难保证新生宝宝的摄取量，所以可以在必要的时候给宝宝添加奶粉。

(1) 新生宝宝每次喂奶以 30 毫升为宜，间隔 3.5~4 个小时进行一次喂奶。

(2) 每日总的喂奶量最好不要超过 200 毫升，巨大儿例外，否则易造成宝宝肥胖。

(3) 要掌握配方奶的冲调方法（见本书第 101~102 页）。

温馨提示

母乳是宝宝的最好食物！每个妈妈都要坚信，自己的奶水会越来越多，一定可以保证宝宝的需要。

产后身体的变化，妈妈注意到了吗？

产后身体的变化，以生殖器官及要哺育宝宝的乳房变化最明显。

第1变：子宫复原

在整个过程中，子宫的重量从分娩结束时的1千克，恢复到非孕期的40~60克。

产后第1天：子宫在与肚脐齐平的地方，以后每日下降1~2厘米。

产后第1周：子宫大约有妊娠12周的大小，从耻骨上的腹部可摸到。

产后第10天：子宫下降到骨盆内，这时从腹部已经摸不到了。

产后第6周：子宫恢复到怀孕前时的大小。

第2变：恶露出现

产后子宫内膜会脱落，特别是胎盘附着处内膜含有血液、坏死组织等血性物质，经阴道脱落排出。

正常的恶露有血腥味但不臭，如果产后子宫恢复不好，恶露变多且时间延长、有臭味时，就可能是子宫腔内有胎盘的胎膜残留，或子宫感染所致。恶露可分为血性恶露、浆性恶露、白色恶露等3种。

第3变：体重减轻

一般生产过后会减轻9~10千克，这包括了胎儿、羊水、生产时的出血5.5~6千克、子宫复原缩小及恶露约1千克。

第4变：外阴水肿

产后外阴会有些水肿，2~3天内就会消失，会阴切开的伤口一般4~5天会愈合。

第5变：子宫收缩

产后子宫收缩会使妈妈持续痛2~3天，通常第一胎产后子宫持续收缩不会痛。如果是第二胎以上的子宫，因为肌肉张力变差，没法持续收缩，反而会间歇性收缩而出现产后痛。

还有另一种情况是，如果产后子宫异物没排空，子宫会努力排空而明显有产后痛。如果是多胞胎、羊水过多者，也容易产后痛。而产后哺喂母乳、服子宫收缩药等，也会产生子宫痛的现象。

第6变：大量排汗

产后几天内，因为汗腺功能的活跃，妈妈身体会大量排汗。应该注意随时擦干汗水，并勤换衣服，以免着凉感冒。

第7变：大量排尿

通常产后12~24个小时会排出大量尿液。

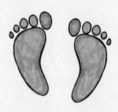

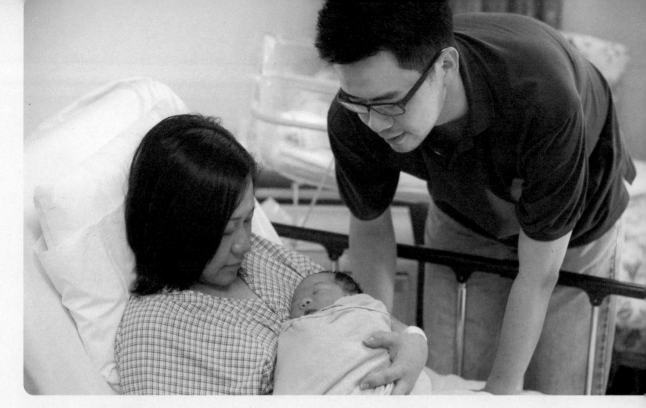

第 8 变：出现便秘

产后很容易产生便秘。生产时限制喝水，进食高蛋白食物，高纤维食物进食少，或者害怕大便会导致伤口疼痛、痔疮痛或剖宫产伤口痛等，而不敢用力解大便，这些原因都会引起产后便秘。

第 9 变：器官扩张

妊娠期间，肾盂、输尿管等因为压迫导致生理性的扩张，需要 3 个月的时间才能恢复。

第 10 变：腹部松弛

产后腹部松弛，至少约 6 周才会恢复。

第 11 变：分泌乳汁

产后 2~3 天，乳房会开始分泌乳汁，称为初乳；第 4 天之后，乳房才开始分泌大量较浓的乳汁。

第 12 变：骨盆松弛

生产时产道或多或少会有损伤，造成阴道及骨盆肌肉和其他支撑组织的松弛，例如韧带。产后适度的运动及月子期间的休息，可减轻骨盆肌肉松弛的症状。

> 原先美丽的妈妈，面对产后突如其来的变化可能还有些不适应，有时候还会发发小脾气，甚至，还会掉下委屈的泪水。这个时候，家人的耐心安慰与细心的照料就显得非常重要哦！

产后第 1 周的饮食之道

★ 食补关键

开胃为主，拒绝油腻，选择口味清爽的细软温热食物。

★ 对症饮食

分娩的最初 1 周，新妈妈往往比较疲乏，如果是剖宫产的妈妈，还有伤口留下的疼痛，这时的饮食要以容易消化、细软温热的食物为主，以开胃为目的，而不是滋补。只有新妈妈胃口好，才会食之有味。要大量饮水，及时排便，饮食可由流质改为半流质，食物宜富有营养且容易消化，可以选择蛋汤、烂粥、面条等，然后依产妇体质，饮食再逐渐恢复到正常。这个阶段千万不要急于喝一些油腻的下奶汤，例如鸡汤、肉汤等。

★ 推荐食物

姜糖水：老姜的功效主要在于祛寒、暖子宫，并利于恶露排出。红糖非常适合产后食用，它不仅补血，还能促进新妈妈产后恶露排出。不过红糖水不能喝得太多。一般来说，以产后喝 7~10 天为佳。

鸡蛋：富含营养，有助于新妈妈恢复体力，维护神经系统的健康，从而减少产后抑郁情绪。新妈妈每天吃 2~3 个鸡蛋即可，但需要注意分两餐吃。白水煮蛋和蒸蛋羹都是不错的选择。

猪肝：性温味甘苦，主要成分为蛋白质、脂肪、铁、维生素 B1、维生素 B2、烟酸以及维生素 A，具有补肝明目、补益气血的功效，每天约 100 克为佳。

小米：含有丰富的维生素 B1 和维生素 B2，膳食纤维含量也很高，它能帮助新妈妈恢复体力，并刺激肠胃蠕动，增进食欲。

麻油：有利于促进子宫收缩，促进肠胃蠕动。不过需要注意的是，麻油的使用量不宜过大，一般每次滴 4~5 滴即可。

猪肉片、牛肉片、鸡肉、鱼等，配上时鲜蔬菜一起炒，口味清爽，营养均衡。如果加上糙米、胚芽米、全麦面包就更好了。

★ 餐单推荐

红糖小米粥

原料准备：小米 150 克，红枣 5~10 颗，花生碎少许，瓜子仁少许，红糖 10 克。

做法指导：小米淘洗干净，放入汤锅中用清水浸泡 30 分钟左右；红枣洗净，去核，红枣肉切碎备用；取汤锅，注入适量清水，烧开后放入小米，转小火慢慢熬煮，待小米粒粒开花时放入红枣碎，搅拌均匀后继续熬煮，待红枣肉软烂后放入红糖，花生碎、瓜子仁拌匀，再熬煮几分钟就可以关火了。

营养功效：对于产后淤血导致的腰酸、小腹痛、恶露不净，红糖则具有活血化淤和镇痛的作用。

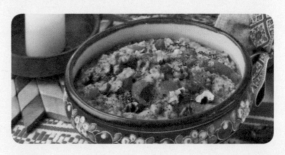

薏苡仁香豆浆

原料准备： 薏苡仁30克、豆浆600毫升。

做法指导： 将薏苡仁用清水洗净，蒸熟后加入豆浆打成汁，即可饮用。

营养功效： 薏苡仁具有消肿的功效，食用后可促进妈妈体内的血液循环，缓解水肿、发胀等不适；豆浆含有丰富的蛋白质，能增强产后妈妈的抵抗力和抗过敏能力。

麻油炒猪肝

原料准备： 猪肝500克、老姜（连皮切）片、麻油、米酒各适量。

做法指导： 猪肝洗净，切片备用；锅加热后，倒入麻油，加入姜片，煎到呈浅褐色捞出；猪肝入锅以大火快炒，再倒入米酒煮开，取出猪肝，将米酒用小火煮至没有酒味，再将猪肝、姜片回锅即可。

营养功效： 活血化淤、排除毒素。

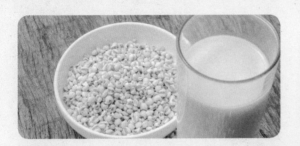

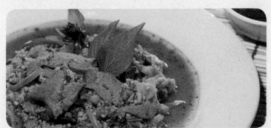

每日速查表

　　新生宝宝一般在出生后12个小时左右开始排便，胎便呈深绿色、黑绿色或黑色黏稠糊状，是妈妈怀孕期间宝宝肠道里积累的排泄物，由胆汁、黏液、肠壁细胞、分泌物和羊水等构成，一般2~3天胎便可排尽，胎粪的排出说明宝宝的肠胃系统开始正常工作了。喂奶粉的宝宝大便呈淡黄色或土灰色，母乳喂养的宝宝大便多是金黄色的糊状便，每天排便次数多少不一。经过48个小时，此时宝宝的呼吸系统、循环系统已适应了体外生活；出现新生宝宝特有的各种反射运动。

　　顺产的妈妈第2天，身体开始逐渐恢复，要非常注意清洁，防止受损的阴道和子宫感染细菌。

　　剖宫产的妈妈第2天拔出尿管后，就可以在家人或医护人员的帮助下下床走动了。但注意不要急于马上下床，应做些床上运动如转转脚腕、慢慢屈伸双腿来加强腿部血液循环，然后试着下床走动。下床时，应在床沿上先坐几分钟，适应一下，然后慢慢地下床。身边一定要有人陪伴，以免头晕、昏倒等情况发生。适当的走动不仅有利于伤口的恢复，还能消除肠胃胀气引起的疼痛，最好多翻身，促进肠蠕动功能恢复，尽早排气，消除腹胀，避免腹部血淤等并发症。走动时要注意活动量应由少到多。

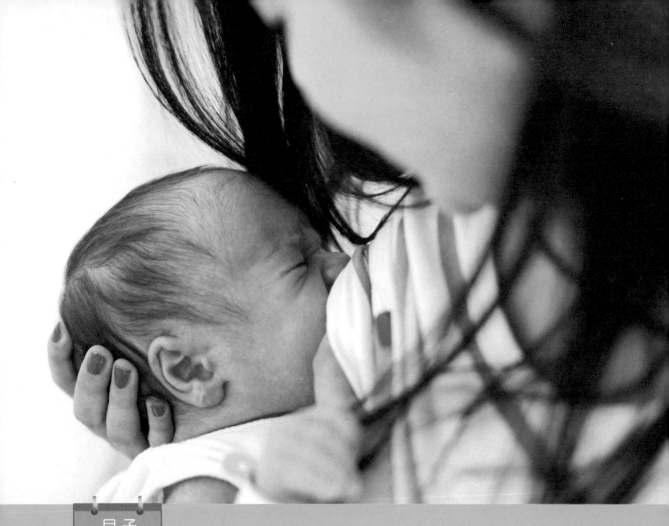

今天新妈妈要学习喂奶

　　转眼之间，宝宝来到这个世界已经是第3天了，小宝宝每天大部分的时间都在睡眠中度过。宝宝睡得好，才能发育得好，所以你要为宝宝创造一个舒适、温馨的睡眠环境，并学会一些哄宝宝入睡的绝招。

　　与此同时，刚当上妈妈的你是不是对于喂奶还不太熟练呢？看来，要成为"高手妈妈"需要学习的知识还真不少！今天，就来学习下让宝宝睡觉和给宝宝喂奶的知识吧！

每天睡 20 个小时的宝宝

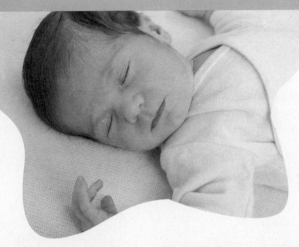

刚出生的宝宝大部分的时间都是在吃和睡，在睡眠中，宝宝的身体、大脑快速发育，所以让新生宝宝睡得舒适而安全很重要。最初的日子里，宝宝每天一般会睡 20 个小时左右，最长一次睡眠不会超过 5 个小时，醒着的时间为 2~3 个小时。为了养成宝宝良好的睡眠习惯，最好让宝宝在晚上 9 点左右"正式"睡觉。所谓"正式"即睡觉前给宝宝洗澡、抚触、穿上睡觉的衣服，调暗房间的灯光，并逐渐形成规律。这样会让宝宝按照自己的睡眠习惯很快安静下来进入梦乡。

★ 可以让宝宝这样睡！

1. 让宝宝采取侧卧或者平躺的睡姿。

2. 刚出生几天的宝宝，有可能把没掖好的床单或毯子弄到脸上，因此妈妈要随时检查一下。

3. 为宝宝选择质地柔软的棉布床单，纤维织的毯子盖起来也很舒服。

4. 在宝宝的头下垫一块毛巾，不仅能接住宝宝的口水或呕吐物，清洗起来也很方便。

5. 保持床垫表面平整，最好要有一定的硬度，这样有助于宝宝脊柱的发育。

6. 鼓励妈妈和宝宝睡在一起，要注意大人的体温会使宝宝体温上升，因此，可以适当少盖一点。

7. 宝宝睡袋或宝宝睡袍的使用，会让宝宝觉得温暖舒适，妈妈不妨试下。

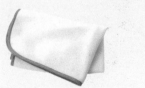
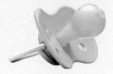
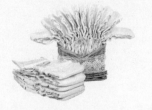
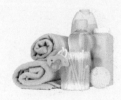

★ 宝宝惊醒为哪般？

新生宝宝很容易惊醒，惊醒后哭得厉害，这样常会导致宝宝睡不安稳。造成新生宝宝不能安睡的原因很多，主要包括外在和内在的几个方面的因素。

宝宝肚子饿了：一般来说母乳喂养的宝宝胃排空时间为 2.5~3 个小时，奶粉喂养的宝宝在 3.5~4 个小时。大部分宝宝夜里醒来后哭泣都是因为饿了，想吃东西了。

被子盖太多：妈妈常担心宝宝睡着后着凉，因此会盖了一层又一层。其实被子盖太多反而会使宝宝太热，导致烦躁而惊醒。

尿尿了：屁股下湿湿的感觉让宝宝很不舒服，所以用大声哭泣来告诉妈妈自己尿尿了。

不舒服的环境：睡眠环境对宝宝也存在一定的影响，干燥的、缺少新鲜空气的房间让宝宝觉得不舒服，所以也会常常从梦中惊醒。

睡前过于兴奋：由于新生宝宝的神经系统发育尚不完善，神经的兴奋与抑制功能不够协调，因此如果在睡觉前太过于兴奋就不容易安睡。建议家长轻拍或抚摸宝宝，帮助宝宝重新入睡。

在排除以上各种因素后，如果宝宝还是常常醒来的话，就可能是潜在的疾病造成的，需及时就医。

★ 睡觉好习惯快养成！

掌握宝宝想睡的征象：有些宝宝累的时候会哭吵，有些则会揉眼睛、目光无神或拉自己的耳朵。如果你在宝宝表现出累的时候把他放下，他也许很快并且很容易就会睡着。

让宝宝夜间多睡觉：许多新生宝宝日夜颠倒，白天睡得很多，夜里却睡得很少。为了使宝宝能够在夜里多睡一点，家长应该将灯关掉，尽量少让宝宝在晚上玩耍。而白天就要多陪宝宝玩耍，有规律地唤醒宝宝进食。

满足宝宝的睡眠需求：新生宝宝往往需要被妈妈摇着或含着妈妈的奶头睡觉，其实这在宝宝初生的日子里是完全可以的。

和宝宝一起睡：作为父母的你也需要有良好的睡眠。当宝宝睡觉的时候你不妨也试着打个盹，让自己休息一会儿，这样可以更好地照顾宝宝。

如果有担忧请跟医生联系：如果你的宝宝特别吵闹，并且很难安抚的话，可能是觉得不舒服了，比如宝宝得了肠绞痛或胃反流等婴儿的常见疾病。

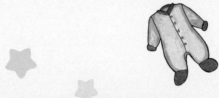

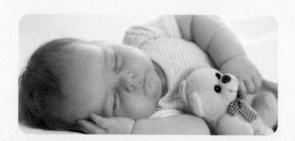

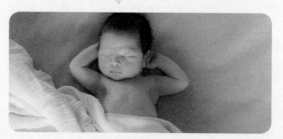

★宝宝睡觉疑惑解答

Q: 新生宝宝该不该用枕头?

A: 新生宝宝睡觉时,妈妈们往往都会遇到这样一个难题:有的家人建议给宝宝用枕头,有的家人却说用枕头不好。到底需不需要用枕头呢?

新生宝宝的颈椎从侧位看是直的,也就是说,新生宝宝在平卧时,颈椎与床面是平行的,不悬空,不需要枕头支撑。如果这时枕了较高的枕头,宝宝的头是低下的,而低头位可能使咽腔变窄,不利于呼吸。

那宝宝侧卧时又如何呢?宝宝的头部发育较快,头偏大,侧卧时颈椎几乎是水平的,可以给宝宝一个薄枕,厚度要根据宝宝发育情况逐渐调整。从三四个月到半岁,就可以给宝宝枕枕头了。开始不要太厚,从1~2厘米开始,逐渐调整。

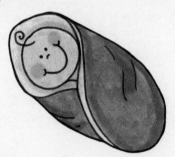

Q: 新生宝宝用枕头会把头睡偏吗?

A: 至于会不会把头睡偏,这主要与宝宝睡觉姿势有关。小宝宝的囟门要到15个月左右才闭合,也就是说,在这以前,头骨的可塑性很大,交替平、侧卧睡,就能让头部形状发育正常。

Q: 新生宝宝用枕头容易吐奶吗?

A: 新生宝宝容易吐奶,和贲门(胃嘴儿)发育较慢有关,枕不枕枕头都可能吐。解决这个问题的关键是妈妈在喂奶后要竖直宝宝的身体,给宝宝轻拍背,排出胃里的空气。

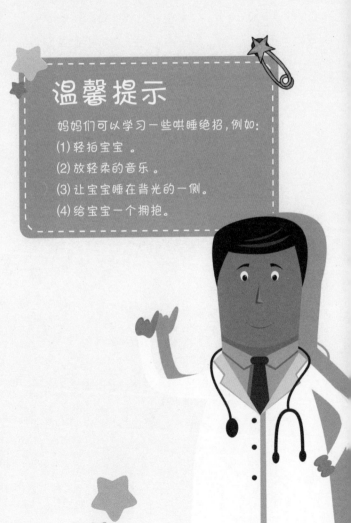

温馨提示

妈妈们可以学习一些哄睡绝招,例如:

(1)轻拍宝宝。

(2)放轻柔的音乐。

(3)让宝宝睡在背光的一侧。

(4)给宝宝一个拥抱。

新妈妈要开始学会喂奶

黄金守则 1：产后早开奶，勤让宝宝吸吮

妈妈应尽量在生产后的 30 分钟内让宝宝开始吸吮乳头，以便于开奶。在条件允许的情况下可采取母婴同室，按照不定时、不定量的哺乳原则进行喂养，让宝宝可以尽早得到最珍贵的初乳。喂奶时，妈妈可以让宝宝分别吮吸两侧乳头各 5~10 分钟，宝宝的吸吮可有效刺激妈妈身体继续分泌乳汁，大多数宝宝在此时均可吸吮出数毫升初乳来。

妈妈应将乳头乳晕的部位尽量放在宝宝的口中，让宝宝吸空一侧后换另一侧，如果一次没有吸空，妈妈应将奶水挤出来，这样利于乳汁的再次分泌。哺乳完毕后，以软布擦洗乳头。再将宝宝抱直，头靠肩，用手轻拍宝宝的背部，使宝宝

打几个嗝，让其胃内空气排出以防溢奶，然后将宝宝放在床上，右卧位睡眠，头略垫高。

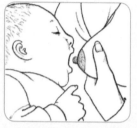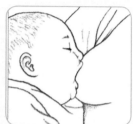

黄金守则 2：妈妈要科学合理地摄取营养

喂奶时，妈妈对热量和其他营养素的需求量都会相对增加，所以这个时候妈妈每天进餐 4~5 次较为合适。饮食方面可多进食一些汤类，比如鸡汤、猪蹄汤、鲫鱼汤、排骨汤等，既可以催奶又能充分补充营养。另外，建议妈妈在两餐之间多喝水或牛奶，口淡的妈妈可以喝一些纯果汁。不过，并非吃得越多就越好哦，因为坐月子期间妈妈的活动量相对较少，而摄入的又多为高热量油腻的食物，吃得太多，不仅不能增加乳汁分泌，反而会因肠胃不适而使乳汁减少，妈妈们一定要多加注意哦！

黄金守则 3：乳房常按摩，喂奶姿势需正确

采用正确的乳房按摩有利于产后乳汁的分泌，乳房按摩是一种通过刺激乳房来激发机体产生某些内源性催乳素，以达到促进乳汁分泌、减轻产妇乳房不适的方法。正确的乳房按摩，不仅能促进乳汁分泌量增加，还能减轻疼痛，预防乳房并发症的发生。具体方法见下图所示。

温馨提示

宝宝出生后头几个小时和头几天要多吸吮母乳，以达到促进妈妈乳汁分泌的目的。产后头几天，宝宝饿时或妈妈感到乳房充满时，可随时喂养宝宝，哺乳间隔是由宝宝和妈妈的感觉决定的。孩子出生后 2~7 天内，喂奶次数应频繁，随着宝宝长大，喂奶的时间逐渐固定下来，通常每天喂 8~12 次，当宝宝睡眠时间较长或妈妈感到乳胀时，可叫醒宝宝喂养。

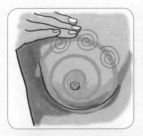
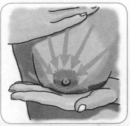
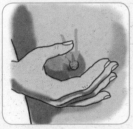
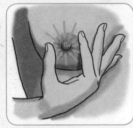

喂奶姿势更是要讲求科学。哺乳时,妈妈最好坐在椅子上,将宝宝抱在怀中,头依偎于妈妈的左侧或右侧手臂内。

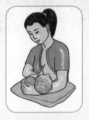
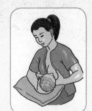
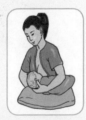

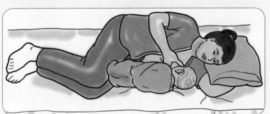

相关链接:

宝宝通过吃奶来认知和感受这个新奇的世界

喂了奶后,宝宝不再饥饿,于是平静下来,有了"闲情逸致"来关注其他更重要的事情——认识周围的世界。

吃奶时,宝宝通过看妈妈的脸、听妈妈的声音,体验着被关注、被关爱的感觉。妈妈喂着宝宝,与他轻轻说话,抚摸宝宝的头,宝宝体验到的是妈妈浓浓的爱。宝宝知道自己能够信任和依赖妈妈,这个信任将是孩子今后漫长的人生道路中建立健全人格的基础。

当宝宝明白自己和妈妈的交流是成功的(饿了→哭了→妈妈来了→喝奶→感到舒适了),这个过程就会鼓励宝宝和妈妈做更多的交流,帮助他了解事物的因果关系(我哭,妈妈来),从而进一步了解这个丰富多彩的世界。

妈妈在喂奶时应该做到这些事情

(1)及时回应宝宝"哭的呼唤"。

(2)喂奶时温柔地与宝宝说话。

(3)可以唱歌给宝宝听。即使你唱得不好,也不用害羞,无论如何,宝宝最喜欢的都是妈妈的声音。

(4)经常轻轻抚摸宝宝的头和身体,让他体验到温柔与关爱。

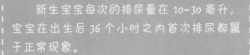

每日速查表

新生宝宝每次的排尿量在 10~30 毫升,宝宝在出生后 36 个小时之内首次排尿都属于正常现象。

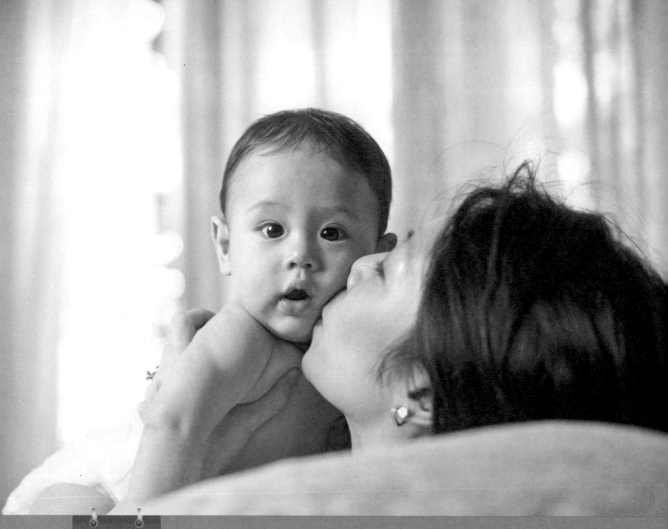

月子 第4天

我和宝宝出院啦！

　　自然分娩的妈妈，虽然阵痛剧烈，且持续时间较长，但产后子宫收缩和身体恢复速度比较快，分娩后只需住院3天就可以出院。经过短暂的住院生活，妈妈是否感受到在这段时间里充满了大家的祝福和自己对未来美好生活的向往。

　　出院时，出院流程复杂吗？你又该记住哪些至关重要的注意事项呢？

出院之前"充充电"

出院的准备工作同入院的准备工作一样重要。

出院时，妈妈的身体基本恢复，尽管如此，也不能立即回归到以前的正常生活中。考虑到即将出院，妈妈一定要有迎接和面对崭新生活的心理准备，因为你真正的育儿生活马上就要开始了。为了避免出院后的困惑与烦恼，出院之前妈妈们尽量要把各项必备的育儿技能都学会。

虽然这时宝宝的身体软乎乎的，但不要害怕，妈妈照顾宝宝要"胆大心细"。必要时可以让护士给予示范，然后自己试着去做。妈妈应掌握的护理内容一般包括：①新生儿沐浴，②脐带护理，③喂奶知识，④何时注射预防针，⑤新生儿代谢筛检，⑥观察黄疸，⑦体温测量及异常体温处理，⑧婴儿常见疾病的处理等。

出院的这一天终于到来，家人应提前准备好出院时妈妈及宝宝的服饰。在出院前后及回家途中可能要哺乳，所以妈妈要准备系扣的服装。这时妈妈的体形还没有恢复，应该选择宽大的衣服；妈妈的上衣要接触到宝宝的皮肤，所以要选择无刺激性的面料；要选择稳当的鞋子便于行走；宝宝的服饰也要选择棉质面料的宽松衣服。倘若回家路程所需时间超过4个小时以上，母乳不足的妈妈则需准备奶瓶、奶粉、开水，以备中途所需。

了解一下出院流程

1. 出院前医生须为新生宝宝和妈妈完成全身的健康检查。

2. 确定宝宝的黄疸值在可接受的范围内。

3. 护理人员须完成新生宝宝的听力筛检和疾病筛检。

4. 护理人员核对预防注射（卡介苗及乙肝疫苗第一剂）是否完成，倘若有特别原因未接种者，应预约接种时间。

5. 备妥出院前医院提供的物品，比如《健康体检手册》、《儿童预防接种证》、育婴注意事项和相关证明、脐带护理包等。

6. 确定回医院领取《出生医学证明》的时间。

每日速查表

宝宝出现新生儿生理性黄疸；开始有规律地吸奶，胎便由暗绿色变为黄褐色；体重减轻；几乎整日处于睡眠状态，一般每天要睡16~17个小时，约占一天时间的70%，深睡时宝宝很少活动，平静、眼球不转动、呼吸规则，而浅睡时有吸吮动作，面部有很多表情，有时微笑，有时撅嘴，眼睛虽然闭合，但眼球在眼睑下转动，四肢有时有舞蹈样动作，这个时候爸爸妈妈不要去打扰他。

剖腹产妈妈产后第4天：身体虽然没有完全恢复，但可以行走，要做轻微运动帮助身体尽快恢复，并坚持按摩乳房，在家人的帮助下哺乳，每4~6个小时让宝宝吸吸1次。

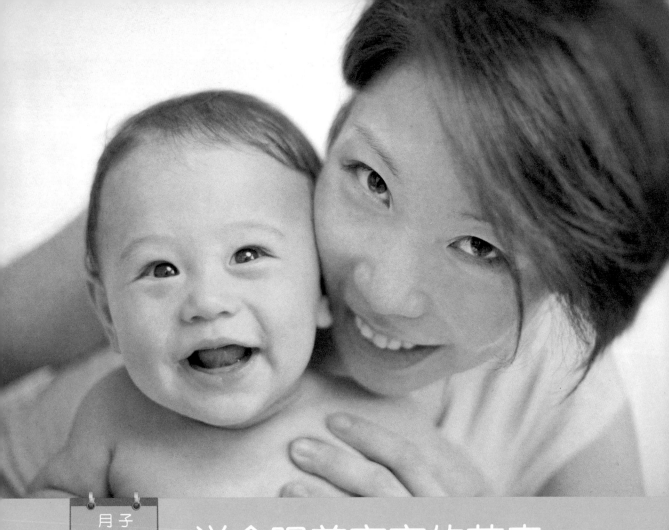

学会跟着宝宝的节奏

产后的最初几天对新手妈妈来说是最为辛苦的一段时间。刚生完宝宝，这个小家伙的来临打破了以往二人世界的宁静。妈妈总会经历一段不适应的日子，而且这个小家伙的吃喝拉撒还找不到规律，但是妈妈们不必紧张，这是每一个妈妈必须经历的过程。这个时候，最重要的是，妈妈要尽自己所能，努力适应宝宝的生活节奏，坚信自己的生活会马上走上正轨。

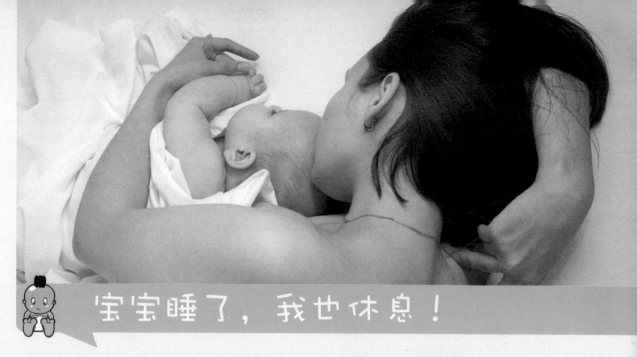

宝宝睡了，我也休息！

大多数新手妈妈都想利用宝宝睡觉的时间来做自己的事情，或想利用这个时间亲自处理宝宝的其他事情，例如整理衣物、清洗奶瓶等。其实，这个时候，你最需要的是充分休息，你要尽可能多地让别人来帮助你完成这些事。宝宝睡觉的时候，你也要休息。

限制来访

学会说："过两个星期再来吧。""我想和宝宝睡一会儿。" 刚刚得到一个可爱的宝宝，新手妈妈当然想尽早让大家一睹他的风采。但是，请不要低估来访者带给你的疲劳。最初几天，新手妈妈要尽可能限制来访的人数和次数，如果感到疲惫，就不要接受探访，这样做别人是可以理解的。

求得帮助

试着告诉朋友："谢谢，我确实需要你们。"新手妈妈或许觉得向其他人寻求帮助是一件很难

说出口的事情，或者觉得带孩子是自己的义务，但是处在特殊期的你并不是超人，不要认为你能独自处理一切。这个时期，你要尽可能少做家务，只处理最基本的事情。

安于现状

放弃一些念头。现在你做任何事情，都会随时被宝宝的哭闹打断。新手妈妈要学会接受这个现实：你会感到劳累，有时还会情绪波动，不要为自己设定一些不合实际的目标。

每日速查表

此时，宝宝的体重开始快速增加。从第5天开始，宝宝的脐带会随时脱落，妈妈要细心留意，注意对宝宝的肚脐多加护理喔！

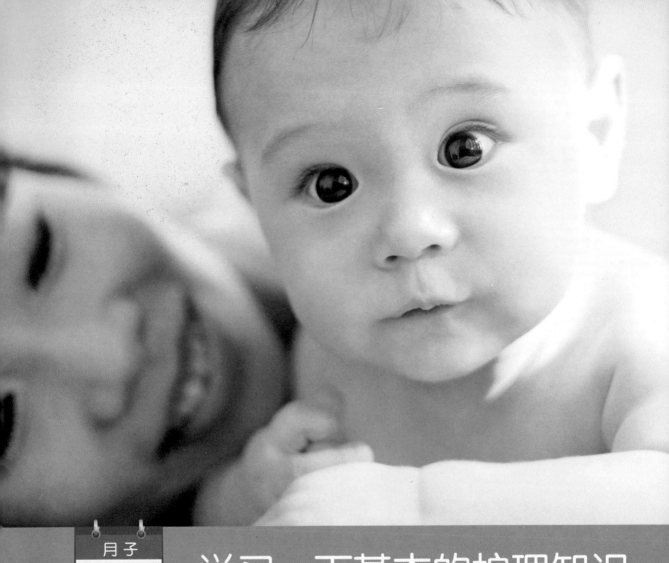

学习一下基本的护理知识

虽然你在出院之前，从医生和护士那里学到了不少护理"真传"，但在实际家庭护理过程中可能照样遇到了不少问题，如何给小宝宝洗澡？如何护理宝宝肚脐？怎样抱宝宝才最安全？哇！类似的问题简直有一箩筐。怎样搞好自己的"清洁工程"，以便清爽地坐月子呢？类似的知识对于作为新妈妈的你，都需要仔细学习一下哟！

学会给宝宝洗澡和清洁五官

新生宝宝的身体软绵绵，柔嫩柔嫩的，洗澡的时候真怕被弄伤，因此不少妈妈都为给宝宝洗澡的事倍感头痛，下面我们就来教新妈妈们如何给宝宝创造一个安全、舒服、畅快的沐浴环境。

由于宝宝生长发育快，皮肤很薄嫩，自身免疫功能低下，加上乳汁、大小便的污染，每天的洗澡环节显得尤为重要。洗澡不仅仅可以使宝宝们的皮肤清洁舒适有利睡眠，还有利于宝宝皮肤散热，促进宝宝血液循环，促进宝宝肌肉和肢体活动，增进宝宝食欲，所以妈妈们应该每天定时为宝宝洗澡。

一般来说，宝宝在出生后 8~12 个小时即可洗澡，可根据宝宝的情况擦洗沐浴。为新生宝宝洗澡一定要做足准备工夫，例如：时间的选择、水温的控制、硬件的准备都要选择恰当哦，不然宝宝娇弱的身子，可能会遇到吹风而着凉呢。

★时间要恰当，水温要适当

建议在气温高的时候给宝宝洗澡，时间以小于 10 分钟为佳，并且宝宝不宜空腹洗澡，最好选择在两次喂奶之间哦！夏天天气暖和，在时间选择上会更自由，如果是冬天，气候寒冷，建议上午 10 点至下午 2 点之间洗澡最佳。

洗澡房的室温应保持在 28~30℃，水温一般以控制在 38℃左右为宜。具体说来，夏季可以在 37℃左右；冬季可以在 40℃左右。

如果没有水温计，爸爸妈妈可以用肘部来试水，只要感到水温稍热而不烫手就好了。

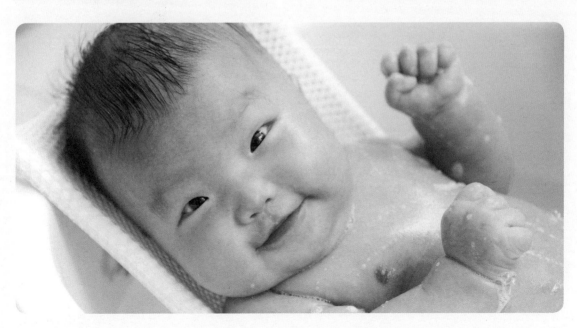

★洗澡步骤 "四部曲"

洗澡前准备要做好

洗澡前需把"硬件"都先准备好，干净的包布、衣服、尿布、浴巾、婴儿香皂、棉签、婴儿油等一一摆放好，并且把浴巾铺好待用，这样可以让宝宝的洗澡过程进展顺畅，一定要记住关好房内的门窗。

"三好"政策要记好

"三好"政策即：宝宝卧好，手掌托好，耳朵护好。具体就是：首先让宝宝仰卧在你左侧的大腿上，然后把手臂和手掌放在宝宝后背托住头和颈部，并用左手拇指和中指将两耳护好以免进水引起中耳炎，若使用了洗澡的支架，这些步骤可以简化不少。

洗澡分段掌握好

为宝宝洗澡有上下之分，先洗头部，再洗四肢，依次到躯干，同时也有前后之分，先洗前部后洗背部。 首先用右手把专用小毛巾浸湿，稍稍捏干，轻轻地给宝宝擦眼、嘴、鼻、面额，以及耳朵，包括耳背，然后往手上涂上宝宝专用沐浴露，从颈部开始，依次洗净上下身，然后让宝宝俯卧在右手上，右手托住宝宝的左腋下、下巴及前胸部，用左手洗宝宝背部、臀部和下肢，最后用清水洗净沐浴露。在清洗过程中，要注意洗净颈部、腋下、肘窝、大腿沟等皮肤皱褶处，以及手心、手指缝、脚趾缝等。

洗完之后速裹好

洗完后要马上把宝宝从水中抱起，并用事先准备好的毛巾包好，擦去身上的水珠，如果夏季可在腋下、腹股沟处撒上爽身粉。颈部撒爽身粉要注意，必须先得把粉撒在大人右手心，同时用左手掩护宝宝的口、鼻，然后用右手把手上的爽身粉轻轻抹在宝宝颈上，以防止宝宝吸入爽身粉而窒息。冬季可用护肤霜或护肤油涂抹宝宝，尤其是宝宝的肛门处一定擦干，并涂抹护臀霜，避免湿疹发生。最后阶段就是包尿布、穿衣服和喂奶。到这里，洗澡过程顺利完成了。

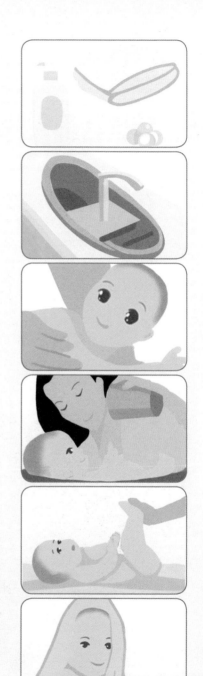

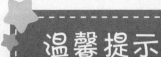

温馨提示

(1) 宝宝身上不舒服,如拒奶、呕吐、咳嗽厉害、体温达37.5℃以上时不宜洗澡,但可用温水毛巾擦洗手、脸、脖子、腋下、大腿根部,以免皮肤皱褶处感染。

(2) 洗澡动作要轻柔迅速,全过程应控制在5~10分钟内完成,其中在水中的时间应不超过5分钟。

(3) 因为宝宝代谢快,出汗多,尿也频,过多的爽身粉遇到汗水或尿就会结成块状或颗粒状,当宝宝活动时,身体皱褶处的粉块或颗粒就会摩擦宝宝娇嫩的皮肤,容易引起皮肤红肿糜烂。因此宝宝下身、颈部、腋下等易摩擦部位最好不要过量使用爽身粉。

(4) 洗澡后应及时为宝宝补充适量白开水。

★五官的清洁可以这样进行

1. 应注意面部及外耳道口、鼻孔等处的清洁。每天早晚可用消毒棉棒蘸水,轻轻在宝宝口腔中清理一下,护理时动作一定要轻柔。

2. 给新生宝宝洗脸时,千万要注意保护好宝宝的眼睛。洗脸时,只要用毛巾或小纱布蘸温开水清洗即可。有些出生不久的小宝宝眼屎比较多,妈妈可能会认为宝宝"火气"大,其实,这不是宝宝"火气"大,而是宝宝通过妈妈的产道出生时,被产道里的细菌感染造成的。如果宝宝的眼屎较多,妈妈应带宝宝到医院请眼科医师检查。

3. 宝宝鼻内分泌物要及时清理,以免结痂。简便有效的方法是:把消毒纱布一角,按顺时针方向捻成布捻,轻轻放入新生儿鼻腔内,再逆时针方向边捻动边向外拉,就可把鼻内分泌物带出。用宝宝专用的细棉签代替纱布也可。在宝宝鼻涕较多时,可用吸鼻器帮助清理鼻内分泌物,但分泌物较少时,则没有必要清理。

学会护理宝宝肚脐和抱宝宝的正确方法

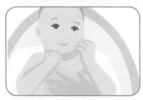

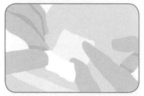

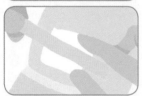

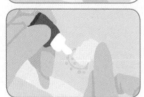

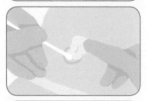

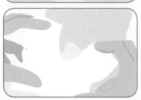

宝宝脐带久久不脱落怎么办？

宝宝出生后，脐带被扎结、切断，留下呈蓝白色的残端。数小时后，残端就变成棕白色，以后逐渐干枯、变细，并且变为黑色。宝宝的脐带结，一般在 7 天左右会自行脱落，也有宝宝是 20 天才全部脱落。这时妈妈一定要小心，因为脐带被碰到的话，宝宝会疼。

倘若遇到宝宝脐带久久不脱落的情况，妈妈们可以这样做：每天用棉签蘸甲紫溶液消毒一下，有干燥的作用。然后抹上金霉素眼药膏，敷上纱布，用护脐带包好，直到自行脱落为止，不要强行用手去拉。

一些专业医院引进了二次断脐技术，在宝宝出生后 48~72 个小时进行二次断脐术（脐残端切除术），可杜绝宝宝发生脐部感染、出血、败血症、新生儿脐源性腹膜炎、新生儿化脓性脑膜炎、新生儿肺炎等疾病，大大缩短了脐带脱落的时间，减轻了家庭护理的负担，成功降低了脐炎发生率。

脐带脱落后如何护理？

脐带在初掉时创面发红，稍湿润，几天后就完全愈合了，由于身体内部脐血管的收缩，皮肤被牵扯、凹陷而成脐窝，这也就是人们俗称的肚脐。脐带刚脱落的 1~2 天，妈妈们会看到宝宝的肚脐较湿润，这都是正常现象。如果 2 天后仍然较潮湿，就要注意有无感染的可能了。妈妈可以用双氧水冲洗宝宝的脐窝，擦干后用 75% 的酒精涂擦，再用 95% 酒精脱水干燥。倘若脐窝有脓性分泌物，就不要涂甲紫溶液，而需找医生处理了。

怎么抱宝宝最安全？

新生宝宝浑身柔软，新妈妈很怕弄伤小宝宝，不知道怎样抱宝宝才是最安全的，其实，只要能稳定好宝宝的头部，避免头向前倾和后仰就可以了。抱新生宝宝通常有两种方法：一是用左手托住宝宝的背、颈、头，用右手托住宝宝的臀部及腰部；另一种方法是将宝宝的头放在左胳膊弯中，左前臂护在宝宝的头部，左腕和左手护住宝宝的背和腰，右手护住宝宝的臀部。

妈妈别忘了护理自己

坐月子期间，妈妈的"清洁工程"直接或间接影响到宝宝的身体健康，所以妈妈们一定要清清爽爽坐月子哟！

沐浴之后恢复快

分娩后妈妈们由于皮肤上沾染了大量的汗液、分泌溢出的乳汁以及下身产生的恶露，如果不能及时清洁，这些液体混在一起会散发出难闻的气味，并且积累大量的细菌，而分娩时妈妈们消耗大量体力，抵抗病菌的能力被减弱，在这种情况下，不仅妈妈自身感到不舒服，病菌也会乘虚而入，引起乳腺及会阴部炎症，严重者会发展为子宫内感染，甚至会发生败血症。

清洁之道：自然分娩的妈妈分娩后 2 天后便可以洗澡，但不宜于产后 24 小时内洗。洗澡以淋浴方式为佳。产后 6 周内不宜洗盆浴，以免不洁洗澡水流入阴道内而引起生殖器的感染。洗澡时间不宜过长，每次 5~10 分钟即可，室温 20℃最为适宜。洗澡前应避免空腹，以防止发生低血糖，引起头晕等不适。浴后要马上擦干，以免身体受凉。

剖宫产术后伤口护理应注意保持敷料干燥，术后伤口及时换药，清除淤血，严格无菌消毒，无菌敷料覆盖。高蛋白质、低脂肪、高维生素饮食可以促进切口愈合。出院后可用 75% 酒精以切口为中心向四周涂抹并更换无菌敷料。术后 10 天可淋浴，洗浴后将切口擦干，可用 75% 酒精涂抹切口进行消毒并用无菌敷料覆盖。如伤口出血红肿、溢浓等不适切忌不要自行处理，应及时去医院就诊。

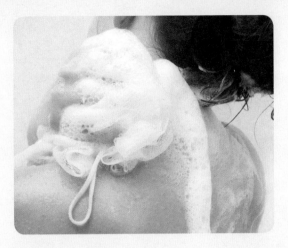

阴部清洁少感染

外阴离肛门很近，容易被污染。月子里，妈妈一般恶露很多，又加上轻重不等的伤口，如不注意加强清洁护理，极易感染，因此妈妈们要注意保持阴部清洁。

清洁之道：清洗时，可以先用棉花球蘸肥皂水将外阴上的污垢擦掉，然后用温开水或者 1：10000 高锰酸钾溶液冲洗，洗时注意要从会阴向肛门洗，以免将肛门的细菌带到会阴伤口和阴道内。

头发洗净更健康

妈妈在分娩过程中大量出汗，加上产后汗液增多，会使头皮及头发变得很脏，并有难闻气味。

清洁之道：洗头时的水温要适宜，不要过凉，最好保持在 37℃左右。洗头时可用指腹按摩头皮，洗完后立即用吹风机吹干湿发，避免受凉。产后头发较油，也容易掉头发，不要使用刺激性强的洗发用品。

满口好牙刷出来

产后坐月子期间，大量进食富含维生素、高糖、高蛋白的营养食物，尤其是各种滋补品，它们都是含糖量很高的食品。如果吃后不刷牙，这些食物残渣长时间地停留在牙缝间、沟凹内，发酵、产酸后，促使牙釉质脱磷、脱钙，牙质软化。口腔内的环境会致使病菌乘虚而入，导致妈妈们牙龈炎、牙周炎和多发性龋齿的发生。

清洁之道：餐后用漱口水漱口，早、晚用温水刷牙（建议选用毛质较软的牙刷）。另外，还可用些清洁、消毒作用较好的含漱用品，在漱口或刷牙后含漱。

室内空气当清洁

很多妈妈产后躲在家里，连大门都不敢出，怕受着风寒，即使大热天在室内也是身体遮挡得严实，这样往往会发生中暑。

清洁之道：空气清洁，流通是关键。室内必须通风以保持空气新鲜，但要注意不要吹过堂风。妈妈无须包裹得太严实，只要妈妈衣着合适就可以，这样可以防止发生体温过高、中暑或热痱等现象。夏季在家中可以把电扇对着反方向吹，让风打在墙壁上反弹回来，使室内空气流通；冷气不可直接吹到妈妈身上，必须向着无人的地方吹，感受凉意即可；同时最好穿着宽松轻薄的长袖衣物，预防环境冷热变化，避免出入冷气环境而引起感冒。

每日速查表

新生宝宝开始用哭声和大人们进行交流，宝宝的哭声提醒你不要忽视他的存在。如果你能仔细观察宝宝的哭声，就会发现其中有很多学问：一般来讲，正常宝宝的哭声响亮，使人听了悦耳；有疾病的宝宝的哭声常常是高尖、短促、沙哑或微弱的，如遇到这些情况应尽快带宝宝就医。此外，宝宝会用不同的表情表达不同的需要（接下来的章节将有详细的介绍）。

小月子

绝大多数的妈妈都要出院回到家了，
现在开始至月子第 2 周结束，生活的关键词是"恢复"。
进入月子的第 2 周，新妈妈的盆腔和子宫逐步恢复，
伤口基本愈合，恶露排出从多到少，下床活动也比较方便了。
经过上 1 周的精心调理，
妈妈们的胃口已经明显好转。
这个章节，为妈妈们准备了月子第 2 周的餐单，
同时也教妈妈们在与宝宝的接触中，如何掌握宝宝的生活习惯，
如何整理一些常用的物品，如何注重一些生活细节……
在生活逐步进入正轨的同时，妈妈的身体也进入恢复的黄金期。

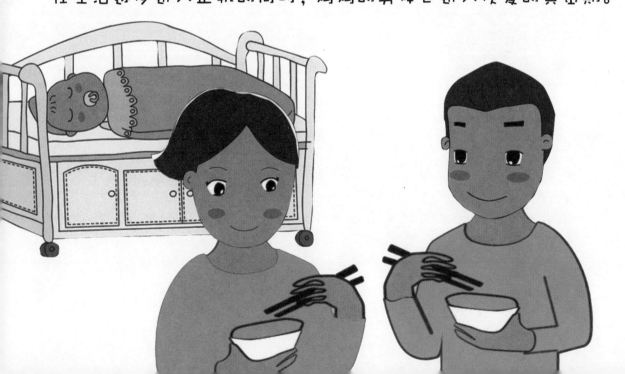

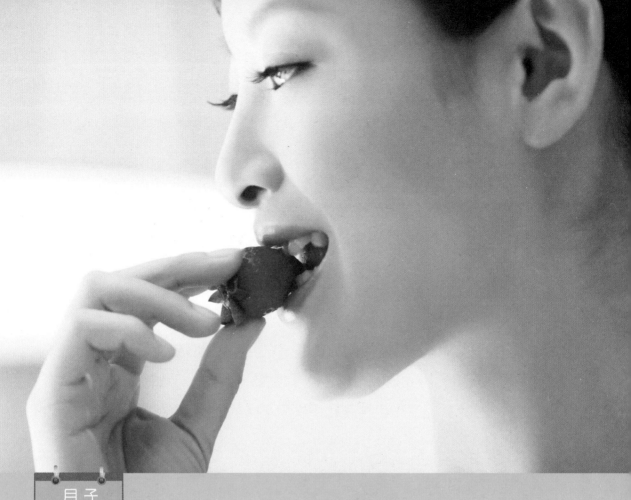

制定妈妈第 2 周的餐单

　　产后第 2 周，相信你和你的家人已经逐渐进入了新的角色。看到可爱的宝宝每天都长大一点点，不少妈妈都会感到非常欣慰。由于身体原因，妈妈们很多时候都会充满睡意，有时心情还有点烦躁。这个时候，妈妈可以打个盹儿，这是产生充足奶水的最好方法呢！

　　每日上午和下午定时打开窗户，保持室内自然通风，空气新鲜；日光充足，天暖的时候，还可以出去短暂走走，晒晒太阳；用营养美味的食物来犒劳自己。这些都会让妈妈们觉得，有了宝宝的生活无限的美好。

★ 7 大红榜食物

1. 鸡蛋

鸡蛋含有丰富的优质蛋白质，蛋黄中还含有丰富的卵磷脂，这些都是促进宝宝脑部发育的必需物质。妈妈们每天适当吃一些鸡蛋，这有利于自身体力的恢复和宝宝的生长发育，每天 3~4 个就足够。

2. 小米

小米中铁、维生素 B_1、维生素 B_2 的含量要比大米高，纤维素也高出不少。妈妈月子期常吃小米粥不仅有利于体力恢复，还能防止便秘。

3. 红糖

红糖性温，能健脾养胃、活血化淤、缓解疼痛。因为红糖有活血的作用，所以产后食用不要超过 10 天；曾患有妊娠期糖尿病的妈妈或孕前即有糖尿病的妈妈则不宜食用。

4. 芝麻

芝麻富含蛋白质、不饱和脂肪酸、钙、铁、维生素 E 等营养素。

5. 鸡汤、鱼汤、肉汤

月子里喝汤对新妈妈身体补水和乳汁分泌都十分有益。这是因为这类汤中含有易被人体吸收的蛋白质、维生素及矿物质。

6. 蔬菜和水果

每天要保证摄入 400~500 克的蔬菜。水果每天则要保证摄入 150~300 克，最好选择平性或温性的水果，如苹果、柑橘、荔枝等，对于脾胃虚寒的妈妈最好不要吃梨、香蕉等寒性或凉性的水果。

7. 牛奶

牛奶含大量蛋白质、钙、维生素 A 和维生素 D，对妈妈们的健康恢复以及乳汁分泌很有好处。

★ 4 类黑榜食物

1. 味精等调味料

妈妈食用后，通过母乳传递给宝宝，会导致宝宝缺锌，出现味觉减退、厌食等症状。

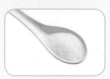

2. 含咖啡因的食物

浓茶、咖啡等食物中的咖啡因可通过乳汁进入宝宝体内，容易使宝宝发生肠痉挛和无故啼哭现象。

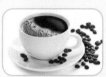

3. 寒凉性食物

若产后进食生冷或寒凉食物，不利于妈妈气血的补充。

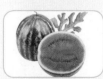

4. 辛辣性食物

韭菜、大蒜、辣椒、胡椒等辛辣性食物可造成妈妈和喝母乳的宝宝大便秘结。

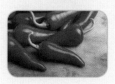

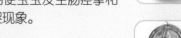

产后第 2 周的饮食之道

★ 食补关键

以清补为主，主要是补气、补血、养生和修复，催乳也很重要。

★ 对症饮食

分娩的第2周，新妈妈盆腔和子宫逐步恢复，伤口基本愈合，恶露排出从多到少，下床活动也比较方便了。经过上一周的精心调理，妈妈们的胃口已经明显好转。

★ 推荐食物

胡萝卜：富含 B 族维生素、维生素 C，尤其是含有丰富的胡萝卜素。胡萝卜素对补血极有帮助，胡萝卜煮汤是很好的补血汤饮。

菠菜：所含铁质和胡萝卜素相当丰富，菠菜可以算是补血蔬菜中不可或缺的重要食物。

金针菜：在蔬菜中它的铁含量最高，还含有维生素 A、维生素 B₁、维生素 C、蛋白质及脂肪等其他营养素，有利尿及健胃通乳的作用。

猪蹄：富含胶原蛋白、脂肪，在催乳的同时还能帮助新妈妈保持胸部曲线。

花生：不仅能保持乳腺畅通，还有养血止血的功效。

鲫鱼：被视为催乳圣品，鲫鱼汤含有丰富的蛋白质，不但有催乳、下乳的作用，而且对新妈妈身体的恢复也有很好的补益作用。

麻油炒猪心、红枣猪蹄花生汤、鱼香猪肝等，加入少许枸杞子、山药、茯苓等，都是不错的补血、补充维生素的菜肴。

★ 餐单推荐

花生猪蹄汤

原料准备：花生米 200 克，新鲜猪蹄 2 只，黄酒、葱、姜、精盐各适量。

做法指导：将猪蹄净毛，刮洗净，用刀劈开，切成块下锅；加足水，放入花生米和调料，水沸后用小火炖 2 小时至猪蹄烂熟即可。

营养功效：花生富含蛋白质、不饱和脂肪酸、烟酸、维生素 E、维生素 K、钙、镁、锌、硒等营养元素，具有醒脾和胃、滋养补气等功效；猪蹄中含有较多的蛋白质、脂肪和碳水化合物，可以加速新陈代谢，延缓衰老，能起到催乳和美容的双重作用。

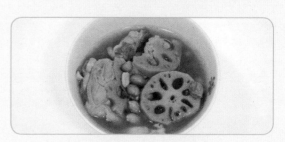

阿胶红枣核桃羹

原料准备： 阿胶 250 克，红枣 1000 克，核桃、冰糖各 500 克。

做法指导： 先将核桃去皮留仁，捣烂备用；然后将红枣洗净，加适量水放入锅内煮烂，置入锅中，加冰糖、核桃仁用小火同炖；最后将阿胶放入碗中蒸化后，倒入炖有红枣、核桃仁的锅内，共同熬煮成羹即可。

营养功效： 阿胶是一味补血良药，它与人参、鹿茸并称中药"三宝"，其功效以补血为主，此外还具有滋阴、润燥、止血、调经等功能。生活中，它既能治病强身，又能美容养颜，至今仍是中医治疗血虚的首选药物；红枣营养价值高，富含 B 族维生素、维生素 C 等，具有补气养血的功效。这款美味对绝大多数新妈妈的产后康复、身体机能恢复以及催乳都十分有效。

海鲜豆腐饺

原料准备： 豆腐 400 克，虾仁、比目鱼、鲜贝各 15 克，盐、色拉油等各适量。

做法指导： 把豆腐切成 6 厘米见方、0.1 厘米厚的正方形大片，放在纱布上备用；把虾仁、比目鱼、鲜贝用粉碎机搅拌成海鲜蓉，加入盐、拌匀；锅里放入油，烧至五成热，加入海鲜蓉，中火炒 2 分钟，出锅放在豆腐片中，慢慢用纱布将豆腐片对角包起，做成豆腐饺，装盘上蒸 3 分钟；取出装盘，即可。

营养功效： 豆腐含有丰富的蛋白质、维生素、碳水化合物；海鲜则含有丰富的蛋白质和钙等营养物质，这道菜肴味道鲜美可以增进妈妈们的食欲，使奶水分泌得更多。

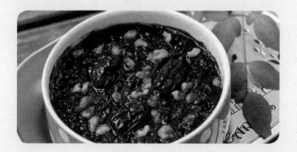

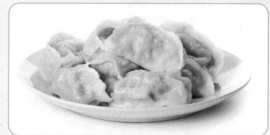

每日速查表

经过一段日子的成长，宝宝变得越来越"顽皮"了，小手小脚也愈发不老实起来。剖宫产的妈妈如果没有特殊情况，今天即可出院。出院前，妈妈要接受拆线等简单的医疗处理，宝宝也需要接受基本的健康检查。可以选用腹带适当裹紧腹部，以防腹壁松弛下垂，但不可过紧，以免引起腹压过高，影响正常的生理功能。

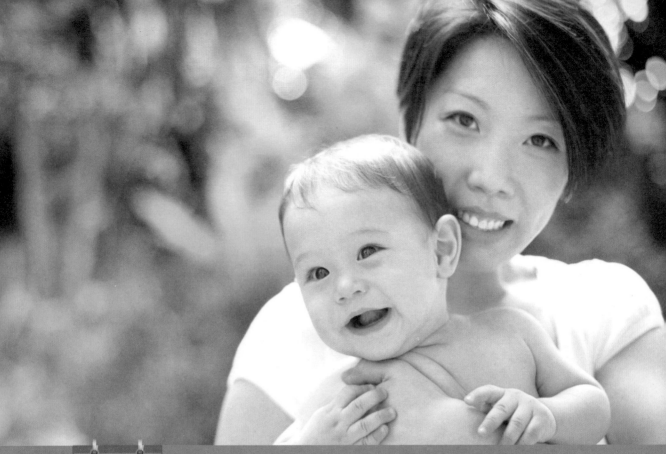

逐渐适应有宝宝的生活

　　今天绝大多数的妈妈都出院回到家了，现在开始至月子第 15 天结束，这段时间妈妈在与宝宝一起的生活中，逐步掌握宝宝的生活作息。在此基础上，随着生活步入正轨，妈妈的身体逐步进入恢复的黄金期。

　　有了宝宝之后，家中增添了一位新成员，先前平静的二人世界就自然被如今热闹的三口之家所代替了，时间被宝宝拆分得七零八落。一会儿宝宝哭了，一会儿要给宝宝喂奶了，一会儿要给宝宝要换尿布了，时间总是不够用。随着越来越多月嫂步入家庭，在可以分担照顾孩子的任务之余，伴随而来的还有新手父母和月嫂相处的"哲学"……接受并适应这样的生活，一切都很美好！

科学制定月子里的作息时间

新妈妈需要慢慢适应家庭生活中所发生的变化，同时还要精心安排现在的生活。只要学会科学地管理时间，就能够逐渐适应有宝宝的生活，达到照顾宝宝与自身健康两不误。

★建议一 列时间表

妈妈们可以对所有的事务进行分类，然后再根据内容列一个时间表，标出所有常规事务和所需要的时间。常规事务是根本，常规事务的时间就不能被其他事情所占用。

7：00 ~ 9：00
给宝宝喂奶、换尿布、宝宝和妈妈个人清洁、妈妈吃早饭等；

11：00~12：00
给宝宝喂奶、换尿布、妈妈吃午饭等；

13：00~14：00
宝宝午睡、妈妈午睡等；

14：00~15：00
给宝宝喂奶、换尿布、消毒奶瓶、妈妈给宝宝洗澡洗头等；

17：00~19：00
给宝宝喂奶、换尿布、妈妈吃晚饭和洗澡等；

21：00 ~ 7：00
休息时间（中间还要喂1~2次奶）。

温馨提示

由于每个家庭的情况不同，因而每个家庭的时间表肯定会有与这个时间表有出入。不管怎样，列出一个大致的时间表之后，妈妈们就能很清楚地了解自己的生活状态，有目的地规划剩余的、可支配的时间咯！

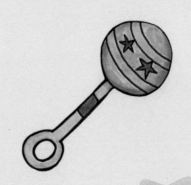

★建议二　常规与临时事务分开做

妈妈们可列出三口之家每日生活模式中的常规事物，重点多半在宝宝身上，当然大人的基本需求也不能疏忽。

每日常规事务：个人的清洁工作、给宝宝做清洁护理、大人的一日三餐、给宝宝喂奶、洗成人衣服、洗宝宝衣服、给奶瓶消毒、换尿布、给宝宝洗澡……这是固定时间要做的固定事情，除了宝宝那些重大事情，不要把自己的日常需要给忘了，因为自己也需要吃饭、午睡、洗澡……

可预见的临时事件：亲朋好友来探访、宝宝突然生病、宝宝要去打免疫……这些并不是每天、每周、每月都要做的事务，被称为可预见的临时事件。处理这些事务，则需要根据轻、重、缓、急四个要素来做好分类：重要紧急的（譬如，宝宝病了要送医院）、重要不紧急的（譬如，宝宝的尿布用完了）、紧急不重要的（譬如，有电话来，铃声响个没完）以及不紧急不重要的（譬如，天热了要换窗帘）等等。

温馨提示

（1）尽量不要挤掉自己处理常规事务的时间。常规事务虽然看上去琐琐碎碎、日日重复，然而它们却是保证妈妈和宝宝健康快乐的生活基础，轻易不能挤压或者替换它们。

（2）如果遇事仅仅考虑事件的重要性，则有可能造成紧急事件、常规事件不能及时处理的后果，进而引来更多不必要的麻烦。

（3）如果遇事只考虑事件的紧迫性，急于赶时间，不仅有可能忽略重要事务，而且还容易因为永远处在忙碌状态而使妈妈感到沮丧灰心、情绪低落。

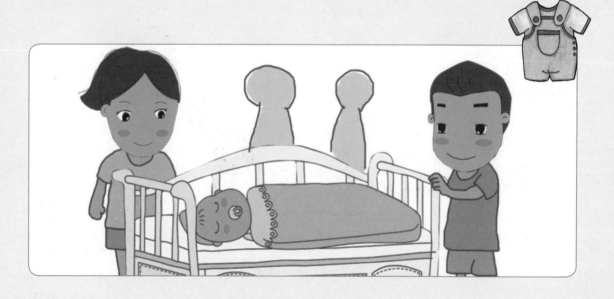

★建议三 合理利用妈妈的放松时间

常规时间之外、宝宝睡觉时间之内是属于妈妈们的放松时间，这段时间可谓真正的"忙里偷闲"。妈妈们调整自己情绪和状态的事情，都不妨放在这个时间段内，譬如，和闺蜜通个电话以及小睡片刻等等。这一小段安静、悠闲和放松的时光，虽然每天只有1~2小时，但是，利用得好，它们也足以让自己容光焕发、活力倍增。

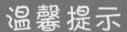

温馨提示

在放松时间中处理额外事件，能让妈妈们的生活由被动变主动，因为生活不会永远那么有规律，总会有一些突发事件。家里有客人来了，需要抽空处理工作上的事情，带宝宝打免疫针……除了宝宝生病上医院这件事情外，其他的额外事件尽可能压缩在"剩余时间"内来处理。这么做的目的，可以保证宝宝的生活有规律，也能保证妈妈们有充分的休息。每天只安排一件额外事件比较恰当，风风火火赶时间，不是妈妈们现在该有的风格。从从容容、开开心心的妈妈才是宝宝此时此刻需要的妈妈。1周有7天，一天安排一件"插进来的事情"，这样，妈妈们就能笃笃定定，按照自己早已区分和规划好的重要性和紧急性，对这七件事进行排序，轻重缓急，样样照顾周全。

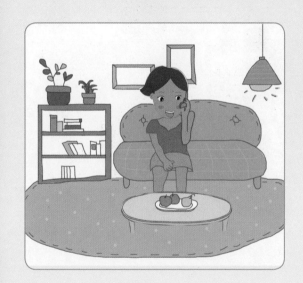

★建议四 爸爸的任务

新妈妈们很辛苦，心疼妻子的新爸爸们自然就会蠢蠢欲动想来分担。每天洗碗、拖地等杂事，每周一次的食物大采购，每月一次的奶粉、尿布大采购以及每月一次的大扫除，都是适合新爸爸来完成的任务。固定的时间，固定的任务，既便于新爸爸们"照章办事"，也便于新妈妈们安排管理哦！

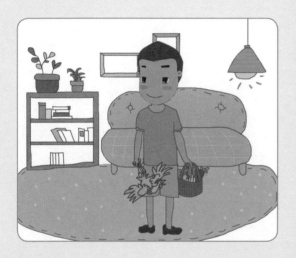

温馨提示

产后对子宫的保护非常重要，否则，会给新妈妈带来长久的痛苦。这期间妈妈要多休息，避免久蹲、久站、频繁大幅度弯腰及增加腹压的家务。将所有的日用品摆放有序，便于自己和家人使用、拿放。

(1) 热水：平放在茶几、矮柜上，不要放在地上，这样可以顺手就拿起来。

(2) 衣服及尿布：放在站或坐位时伸手可取的地方，最好放在专用尿布抽屉里。

(3) 奶具：奶锅、奶瓶、刷子及常用品放置在厨室柜中上层，也不可太高。

(4) 沐浴品：放在沐浴台架上伸手可用，配上适宜的小凳子。

(5) 洗澡：把澡盆放在平台上或茶几、桌上，并加一把小凳子。

(6) 换尿布：建议坐在小凳子上。

(7) 童床：购买高度适宜的童床，抱起和放下宝宝时动作幅度不宜过大。

(8) 扫地：选择长把扫帚、扫箕和拖把做简单清扫工作，大面积清扫留给爸爸。

(9) 马桶：产后最好选择坐式马桶，也可购买移动式坐式马桶。

(10) 重物：提较轻的物品或分多次提，重体力劳动要留给爸爸。

谁是伺候月子的最好人选？

★ 婆婆伺候

目前，婆婆依旧是伺候月子的主力军，她们有的甚至反对有条件的小夫妻请月嫂来伺候月子，婆婆们的理由通常是："我生了 N 个孩子，个个是一表人才。你不会连我对孙子（孙女）的这份诚心也信不过吧？"儿媳妇在产前忙着给婆婆架床腾房间，这是经常出现的情景。

优点：对宝宝那是一百个尽心尽力！

缺点：婆婆完全把心思放在宝宝身上，容易忽略儿媳妇，让儿媳妇感觉不被重视，进而产生抵触情绪。

> **支招：**媳妇对婆婆的付出应持感恩态度。伺候月子不是婆婆的分内事，而是她基于母爱来帮助自己，这样想才能化解婆媳之间的一些小摩擦。

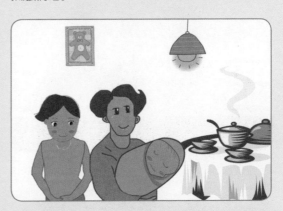

★ 妈妈伺候

由自己的妈妈帮忙伺候月子的确是不错的方式之一。即使女儿和妈妈有育儿观念的冲突，也比较好沟通。

优点：一般来说，妈妈比较关注女儿产后的心态调整，使其产后抑郁的发病率可能降至最低点。

缺点：抱孩子和换尿布笨手笨脚的女婿会被其数落。

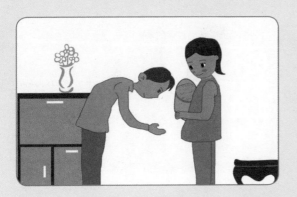

> **支招：**要是完全由自己妈妈来带宝宝，新妈妈可能会对婆婆不伺候月子产生怨言，所以重担不能全落在自己妈妈一个人身上，婆婆也应尽些照顾责任。

★老公伺候

目前只有 10% 的家庭采纳这种坐月子的方式。其出发点大都是因为双方老人因身体或其他原因实在不能伺候月子，于是老公才会硬着头皮担此重任。

优点：是增进夫妻间感情的极好方式，而且由爸爸参与养育的宝宝更爱笑、更乐观，智商更高。

缺点：光靠拜读书本或者网友支招的方式来学习照料老婆与孩子的方法，很可能犯"本本主义"错误。

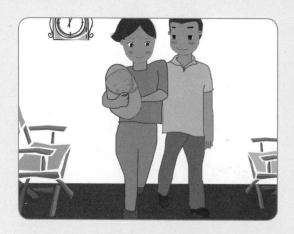

支招：在伺候月子和工作的双重压力下，老公可能会因精力透支而表现出沮丧、爱发脾气的状态。双方都应学会换位思考，体谅对方的压力和处境。

★月嫂伺候

在当今城市，有不少家庭依靠聘请月嫂来度过产后难关，因为在晚婚流行的新时代，大部分妈妈们在生宝宝时，她们的婆婆或妈妈都接近 60 岁了，昼夜连轴转地伺候月子，实在让老人们吃不消。

优点：服务更专业，对产妇的身体恢复和宝宝的健康成长都十分有利。

缺点：费用不菲。

支招：月嫂在时，一切都 OK，可一旦月嫂离开，小夫妻马上窘态毕露，手忙脚乱。因此，年轻的爸爸妈妈应积极学习相关的育儿知识，多提问，勤操练，虚心求教。

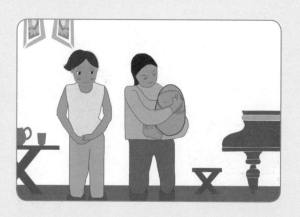

与月嫂沟通要有技巧

月嫂到底该不该做家务？

支招："月嫂"的基本职责是照顾新妈妈和宝宝，但有些家庭以为自己是花钱请了个"保姆"，以为家里的一些杂活也是月嫂分内的工作。其实，如果把月嫂当勤杂工使唤，让月嫂替全家做饭洗衣，这会分散了月嫂的精力，反而影响其对新妈妈和宝宝的护理工作。因此，在雇请月嫂时，最好与月嫂公司签订合同，把月嫂职责范围内的事情一项项写下来加以确认。这样，雇主不会觉得月嫂"偷懒"，月嫂也不会觉得雇主"老提非分要求"。

月嫂夜里睡得死，基本不管宝宝？

支招：即便是承诺晚上带宝宝的"高薪月嫂"，也不可能24小时工作。如果希望月嫂晚上能对宝宝照顾的好些，应在晚上17~23点之间接手月嫂的工作，在这段时间让月嫂适当休息，下半夜月嫂起身照料宝宝也会更有精神和体力。

如何提醒月嫂克服某些不良个人生活习惯？

支招：有的月嫂会随意使用家中的物品。对于这些问题，怎么办？其实，合理的要求是可以当面跟月嫂提的，千万不要窝在心里。比如要求月嫂讲究个人卫生，不要使用宝宝以及新妈妈的餐具和水杯等，不能随便索要不合理的费用和物品等。如果月嫂对你的合理建议不予采纳，可以通过月嫂公司进行沟通和调解。

家里人各下各的指令，月嫂不知听谁的？

支招：每个人都会受限于自己的知识和经验。如果家庭成员在新妈妈休养、宝宝照料方式上有不同的观点，不妨先统一意见，由一个人专门和月嫂来沟通。先听一听月嫂怎么说，毕竟月嫂护理过更多的新生宝宝，要充分地信任她，如果她的方法不错，便可以采用；如果确有疑虑，可以请教医生，这样就不会让月嫂无所适从。

期望有点儿高，月嫂难以达到要求？

支招：月嫂并非全能，要有合理期望，遇到问题要先沟通。有时候。妈妈们在月子里容易情绪烦躁，月嫂则认为妈妈们太刁蛮、难伺候。这时雇主要主动与月嫂沟通，告诉她改进的建议；如最后不能解决，也可通过家政服务公司进行调解。

每日速查表

从出生第8天开始，宝宝开始有踏步反射的动作，即爸爸妈妈扶住宝宝站立向前，宝宝会像行走一样迈步。这一反射在新生儿出生后不久即出现，6~10周时消失。

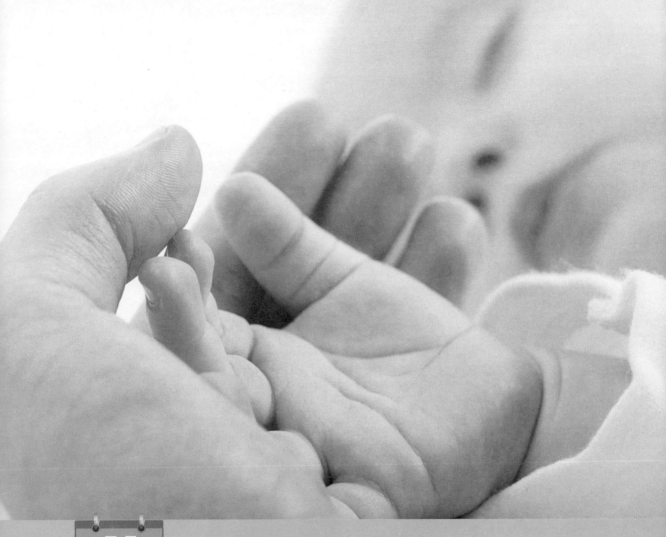

这些护理宝宝的误区你有吗？

护理宝宝不是一件容易的事，多数妈妈都会有一些认识上的误区。身为妈妈的你要用慧眼辨别仔细，因为"好妈妈胜过好医生"。在护理宝宝的过程中，你只有了解这些误区的"庐山真面目"，才能给予宝宝最好的照顾！

新生宝宝护理的几大常见误区

误区 1. 把生理性黄疸当作肝炎

新生宝宝在出生后 2~3 天开始出现黄疸，4~5 天后最明显，7~14 天自然消退，期间宝宝精神及吃奶状况良好，除皮肤黄外一切正常，无不良反应，这种情况大多数属于生理性黄疸，爸爸妈妈是不需要过分担心的。只要 10 天内黄疸消失（早产儿黄疸可持续 14 天），就不是病态，更不是肝炎。生理性黄疸产生原因：一是宝宝体内红细胞破坏增加，血中胆红素增加，使皮肤发黄；二是宝宝肝脏发育不成熟，肝细胞产生的酶活性不足，不能有效地将间接胆红素转化为直接胆红素而由胆道排泄，间接胆红素在血中浓度增高，引起皮肤黄染。总之，生理性黄疸属正常生理过程，不需要治疗。

误区 2. 把正常溢乳当作呕吐

新生宝宝的胃呈水平位，胃容量小（30~60 毫升），食物不能容纳过多；胃贲门括约肌松弛，易被胃内容物冲开使胃内容物反流至食道；幽门括约肌相对较紧张，受胃内容物刺激时易发生收缩、痉挛，使食物反流。当宝宝吮吸太急，吸进了空气时，就容易发生溢乳。为避免这种情况，妈妈们在喂奶后可以将宝宝轻轻竖起，让其趴在自己的肩上，并轻拍其后背，让宝宝排出咽下的空气，使其打嗝即可。少量溢乳属正常现象，不应按呕吐治疗。

误区 3. 挤压乳腺

在宝宝出生后第 4~5 天乳房出现轻度肿胀，还有少许乳汁溢出，第 7~10 天达高峰。这是因为妈妈在妊娠后期体内雌激素（孕激素及催乳素）增多致使胎宝宝通过胎盘吸收了较多的雌激素所造成的乳腺一时性肿胀，无论男孩、女孩都可有，属于生理现象，2~3 周即可消失，千万不要挤压，否则易发炎。

误区 4. 把脱水热当作感染

若进乳较少，少数宝宝出生后第 3~4 天体温骤升，有时可达 39℃ 左右，但一般情况良好，以夏季多见。倘若补足水分后，宝宝体温可于短时间内恢复正常，一般不需治疗。有人误以为宝宝生病，给予抗生素治疗是不必要的。

误区 5. 把奶秃当作脱发

有些宝宝出生的时候头发很好、很黑，过些日子有的地方会脱发，这不是病态，属正常现象，俗称"奶秃"。随着宝宝逐渐长大，头发也会越长越好的。

误区 6. 把四肢抖动当作抽风

新生宝宝大脑发育不够完善，对下级中枢的控制能力较弱，常出现不自主和不协调的动作或睡眠时会因突然抖动而惊醒，父母不必担心，这不是病态，是正常现象，慢慢可以随宝宝的生长而消失。

这些事不宜给新生宝宝做

不宜戴上手套

有的年轻妈妈看到新生宝宝的小手到处乱抓，生怕他把自己的小脸抓破了，又不敢替宝宝剪指甲，于是替宝宝戴上了可爱的小手套。虽然手套的造型十分可爱，但戴手套却会对新生宝宝带来诸多伤害。宝宝的小手套都是用毛巾或棉织品做的，一旦里面的线头脱落，很容易缠住宝宝的手指，影响手指的血液循环，如果不及时解开，会造成严重后果。此外，戴上手套的小宝宝，被限制了其触觉发育。

不宜用闪光灯拍照

新生宝宝在妈妈的子宫（天然"暗室"）中度过了漫长的 10 个月，一降临到人世便遭受到了光的影响，对光刺激特别敏感。作为本能防御，新生宝宝尽可能地多睡眠，即便是吃奶，也是双目紧闭着，最大限度地不接触外界光线。

出生 5~6 天后的新生宝宝在受到强光刺激后，会通过眨眼、瞳孔缩小或流泪等反射行为进行自我保护，但由于新生宝宝的视网膜神经细胞尚未发育完全，且瞳孔对光的反射不灵敏、泪腺尚未发育，角膜比较干燥，因此缺乏阻挡强光和保护视网膜的功能。

此时，家人若用闪光灯给新生宝宝拍照，闪光灯亮的那一瞬间，亮光就会强烈刺激到宝宝的双眼，进而可能会引起宝宝视网膜细胞发生化学变化，从而影响宝宝将来的视觉功能，并且会增加罹患眼病的可能。

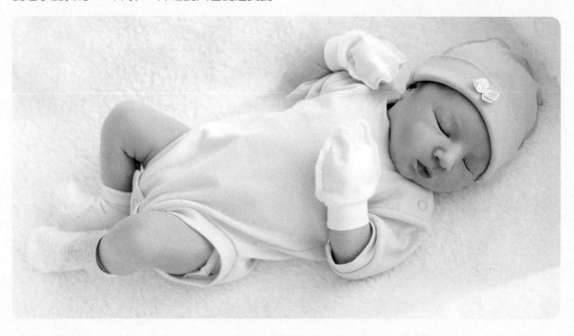

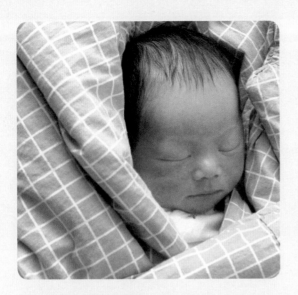

不宜躺着给宝宝喂奶

众所周知，母乳是宝宝最好的食粮，因而越来越多的新妈妈加入到母乳喂养的行列中来，不过在喂奶时应特别注意不要自己和宝宝都平躺在床上。由于月子中的新妈妈身体尚未完全恢复，加上带宝宝的劳累，往往喜欢躺着给宝宝哺乳（特别是在夜间），妈妈一旦不留意或睡着，充盈的乳房堵住宝宝的鼻孔或妈妈的身体压着宝宝，会造成严重后果。

宝宝平躺着吃奶，如果有溢奶或呕吐，由于口中含着奶头，奶汁或呕吐物不能随口吐出，只能返流到气管或肺内，也会造成严重后果。因此，即使在寒冷的冬季、即便在深夜，为了安全，妈妈们也应该抱起宝宝来喂奶，喂奶后轻拍宝宝后背，使宝宝打嗝，再放回小床朝右侧睡。

不宜用"蜡烛包"包裹

有不少家长总喜欢给新生宝宝包上"蜡烛包"。他们认为，宝宝的四肢像青蛙一样地蜷曲着，如果不把四肢伸直，将来四肢会畸形，特别是走路会"八字步"；不把宝宝的手脚固定住，宝宝"手舞足蹈"手脚露在外面容易着凉；另外"蜡烛包"抱宝宝方便，不会发生意外。其实用"蜡烛包"包新生宝宝有诸多不利。首先，宝宝四肢蜷曲着是神经系统尚未发育成熟的表现，随着渐渐长大，到了3个月左右，神经系统发育成熟了，四肢自然会伸直，不会出现畸形；其次，"蜡烛包"限制了宝宝的自由活动，肌肉和神经得不到应有的刺激，也会影响脑的发育。裹紧的"蜡烛包"还会影响宝宝的呼吸，特别是在哭泣时，宝宝胸廓的扩张受到了限制，影响了胸廓和肺的发育；再次，用"蜡烛包"的宝宝往往睡眠时间多，活动少，胃口小，每次吃奶量也不多。

其实，包裹宝宝不单单是为了保暖，同时还要考虑到保持宝宝的自然体位，保证其活动，这样才有助于宝宝的健康发育。气温较低和冷暖交替的季节，用宝宝睡袋代替包裹是最适宜的方法，可以避免给宝宝造成束缚，影响其生长发育。宝宝清醒的时候，还可以适当地让宝宝更加宽松，以利于宝宝四肢活动。

温馨提示

包裹孩子的方式正确的是在保暖的前提下，让宝宝的四肢能够充分地活动。为此，一般主张给宝宝穿上小衣服，也可用睡袋来代替包裹。睡袋不仅保暖、宽松、舒适，而且能让宝宝的四肢自由地活动，有利于其健康发育。

宝宝护理须当心几大雷区

雷区1：摇晃出来的脑部损伤

摇晃宝宝不当，有可能伤着宝宝的大脑，并且宝宝越小，越容易受到摇晃震荡的损伤。在正常情况下，宝宝头部的体积和重量，占全身的比例远比成人大得多，宝宝头长约占身长的20%，而成人则仅占10%。宝宝大脑蛛网膜下隙的间隙较大，颈部的肌肉力量较弱，韧带的弹性较差，颈椎也未完全骨化，难以承受较大幅度的摇晃和高抛的震荡。如果不停地摇晃宝宝，或是将宝宝一次次地抛起来又接住，很容易使宝宝头颅内的脑组织随摇晃或高抛的晃动，与较硬的头颅骨相撞，从而引起脑震荡、硬脑膜下出血、脑组织水肿、视网膜病变、颈部脊髓挫伤等。当发生这些损伤后，宝宝可出现拒奶、嗜睡或易激惹，严重者可出现突然昏迷、呼吸困难、喷射性呕吐等颅内压增高的症状。

温馨提示

把宝宝放在摇篮里，或者抱在怀里一边哼着甜美的小调，一边轻轻地、舒缓地摇一摇，能够促进宝宝神经反射和运动器官的健康发育。因此，当宝宝啼哭需要逗乐宝宝，或是让宝宝快快进入梦乡时，都须做到方法得当，切莫过度摇晃或高抛、震荡宝宝，只有这样，才能保证宝宝的健康发育。

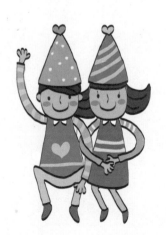

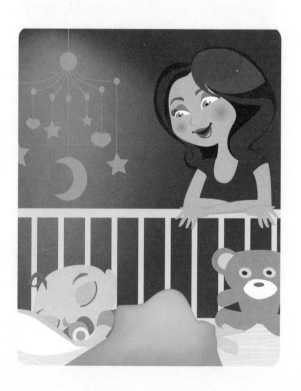

雷区2：睡出来的脊柱畸形

宝宝出生后，全身各器官正处在生长发育中，尤其是骨骼生长更快。宝宝骨骼中含无机盐少、有机物多，因而具有柔软、弹性大、不易骨折等特点。但由于骨骼硬度较小，宝宝脊柱周围的肌肉、韧带也较柔弱，长时间外力作用或单一固定的姿势，容易导致脊柱和肢体骨骼发生变形、弯曲。宝宝睡在软床上，尤其是仰卧睡觉时，软床垫会因其体重而下陷，身体重量的下压，增加了其脊柱的生理性弯曲程度，使脊柱旁的韧带和关节负担加重，久而久之，容易引起腰部酸胀不适或疼痛，以致宝宝哭闹。宝宝长期睡软床，一旦骨骼或脊柱变形，以后往往较难矫治。因此，应从刚出生时就开始勿让宝宝睡软床。

每日速查表

现在的宝宝，大多数的时间都在睡觉。一个睡眠周期为4~5小时，一半的时间在浅睡，一半的时间是深睡。浅睡的时候，宝宝有一些微笑，或者嘬嘬嘴、做一些鬼脸，呼吸不均匀，胳膊腿动一动，有时哼哼有点声音，这属于一种正常的现象，不是受惊吓的结果。

温馨提示

符合宝宝生长发育的、理想而科学的睡床，应当是竹床、榻榻米和稍硬一些的板床，其硬度以宝宝仰卧时身体弯曲不超过正常的程度，以及臀部不会过度下陷为原则。睡这类床，可避免宝宝因长期睡软床而导致的脊柱畸形、骨骼变形，从而保障宝宝健康正常地发育成长。

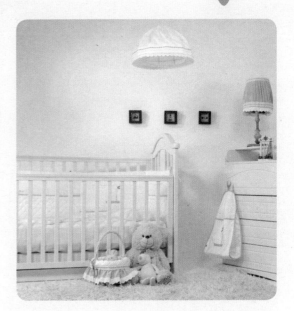

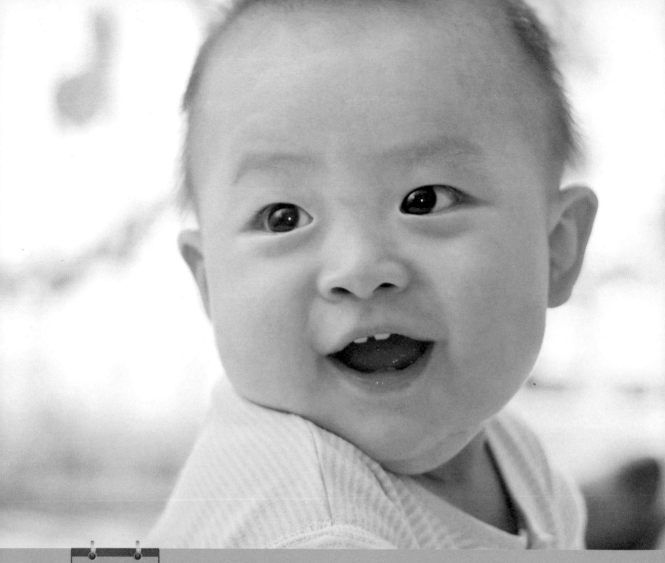

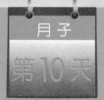

宝宝的心理护理也要重视

经过一段时间的学习与实践，或许你在宝宝生理方面的护理可以算得上轻松自如了，你很棒，你已经逐步成为一名成熟的妈妈。不过小宝宝也需要心理方面的精心呵护，爸爸妈妈们可一定要用心学习，继续加油成为最棒的爸爸妈妈哟！

宝宝心理呵护的锦囊妙计

心理专家提醒，宝宝的心理护理应从刚出生时做起。由于宝宝的神经系统发育比较早，所以对于刚出生的小宝宝们，心灵方面的交流就显得非常重要。

多与宝宝对视

眼睛是心灵的窗户，宝宝大脑有上千亿的神经细胞渴望着从"窗户"进入信息。在宝宝清醒时，妈妈可以逗逗他，给他一些色彩鲜艳的、会转动的玩具看，这将对宝宝的心理发展非常有好处。被爸爸妈妈多关注的宝宝往往安静、易笑，这可为宝宝将来形成好的性格打下良好的基础。

多与宝宝说话

小宝宝的耳朵是第2个心灵的窗户。当小宝宝醒来时，妈妈可在宝宝的耳边轻轻呼唤宝宝的名字，并温柔地与其说话，如"宝宝饿了吗？妈妈给宝宝喂奶""宝宝尿尿了吗？妈妈给宝宝换尿布"等等，宝宝听到妈妈柔和的声音，会把头转向妈妈，脸上露出舒畅和安慰的神态。经常听到妈妈亲切的声音能够使宝宝感到安全、宁静。

多给宝宝温柔抚摩

小宝宝的皮肤是第3个心灵窗户。皮肤是人最大的体表感觉器官，是大脑的外在感受器。温柔的抚摸会使关爱的暖流通过爸爸妈妈的手默默地传递到宝宝的身体、大脑。这种抚摸能滋养宝宝的皮肤，并可在宝宝大脑中产生安全、甜蜜的信息刺激，对宝宝智力以及健康的心理发育起到催化作用。在平时，妈妈们可以发现，常被自己抚摸及拥抱的宝宝，其性格温和、安静、听话。

多逗宝宝笑

从出院第1天起，爸爸妈妈就要经常逗宝宝笑，这与宝宝自己在睡觉时脸部肌肉收缩的笑不同。大人逗乐是一种外界刺激，宝宝以笑来回答，是宝宝学习的第1个条件反射，宝宝常在出生后10天左右开始学会被逗笑，如果出生后42天后仍不会被逗笑应当密切观察。因此，爸爸妈妈一定要尽早逗宝宝笑，给宝宝创造模仿学习的条件，当宝宝第1次出现被逗笑时，记录下日期，作为宝宝的心理发展的重要资料。要知道，宝宝在快乐的情绪中，各感官（眼、耳、口、鼻、舌、身等）很灵敏，接受能力也很好。有些宝宝吃饱奶后睁眼注视周围，此时爸爸妈妈应该放柔和的音乐，对他微笑，与他说话，进行感情交流，这样有利于宝宝神经的发育和良好情绪、性格的培养，可以进一步促进其心理健康发育。

每日速查表

最近几天，社区医院的医生可能会来家里探望新妈妈和宝宝喔！他们会仔细询问母婴健康状况，认真核对新生儿的出生信息，重点向新妈妈介绍产后饮食、身体恢复等注意事项，有的甚至还会带来计生宣传品和免费的B超通知单，让妈妈们感受社区的关爱。

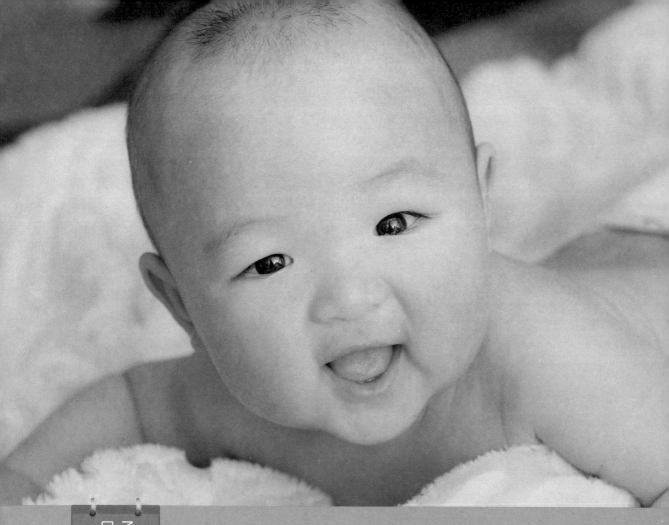

宝宝的"语言"，你懂吗？

照顾宝宝已经有一段时间了，你是否遇到了类似的烦恼：常常因为搞不清宝宝究竟想表达什么需求，而在他面前显得有些束手无策。最新的研究表明，宝宝天生就具备思维的能力，只要你细心观察宝宝的一举一动，就会慢慢发现宝宝的体态和"语言"竟包含了如此多的信息，你可以据这些来准确地了解宝宝的心理需求，并适时给予最贴心的照料。

宝宝常见的体态"语言"

★情景描述1：宝宝皱起鼻子，嘴里发出"咕噜咕噜"的声音。

宝宝的悄悄话：妈妈，我烦着呢！

★情景描述2：一向喜欢与妈妈对视的宝宝突然开始不耐烦地躲避妈妈的目光，打哈欠，或者干脆眯缝着双眼不理睬妈妈。

宝宝的悄悄话：哦，妈妈，我累了！拜托，请让我安安静静地待一会儿。

★情景描述3：宝宝清澈的眼底亮光闪闪，口角牵动，笑容骤现，与此同时，双手晃动，一副悠闲自在的模样。

宝宝的悄悄话：唔！妈妈，我吃饱了、喝足了，尿布也很干爽，感觉很舒服，没有任何烦心的事情。除了笑，还有什么能表达我此刻的心情？

★情景描述4：宝宝瞪大双眼，将背部弓起，伸开的双手突然紧握成拳头，脚趾弯曲，全身悸动。

宝宝的悄悄话：哇，好可怕的声音！（天啊，我要掉下去了！）……我害怕，我要逃离这个可怕的环境！妈妈，快来保护我！

★情景描述5：妈妈俯下身来看着宝宝。宝宝注视着妈妈熟悉的脸，突然开心地笑了。如果妈妈不抱宝宝，宝宝的笑容便会消失。

宝宝的悄悄话：嗯？那不是妈妈来了吗？好开心啊！可是妈妈怎么不抱我啊？嗯哼，妈妈抱抱！

★情景描述6：宝宝瘪起小嘴，好像受了天大的委屈，随即啼哭起来，声音越来越大。

宝宝的悄悄话：妈妈，我尿布湿了（不舒服了、妈妈好久没理睬我了）。

温馨提示

如果宝宝不停地哭闹，但被妈妈抱在怀里就平静下来，很可能是妈妈抱宝宝的时间太多，让他养成了需要时刻被抱着的习惯。如果按常规的方法怎么都哄不住，就要仔细检查宝宝是否身体有什么不适，必要时带他去看医生。

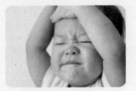

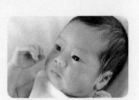

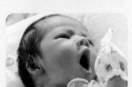

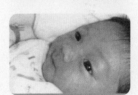

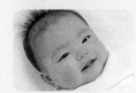

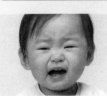

★情景描述 7：宝宝睡眠不踏实，不停地吸吮舌头、嘴唇，或者将小手往嘴里塞，击打双颊，头摇来摇去，仿佛在寻找什么，随即开始啼哭。

宝宝的悄悄话：妈妈，我好饿啊！我想喝奶了。

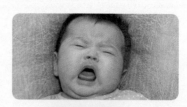

★情景描述 8：宝宝眉筋凸暴，脸部皮肤发红而且目光呆滞。

宝宝的悄悄话：坏了，妈妈！救命啊，我要拉臭臭！

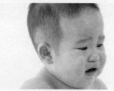

★情景描述 9：听到妈妈的声音，宝宝立刻转过头来，并随着妈妈的移动而转动头部。

宝宝的悄悄话：哦，妈妈！我是多么的爱你！

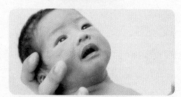

★情景描述 10：宝宝自得其乐地玩弄舌头，吧嗒嘴唇，吮手指，吐泡泡，舒缓地挥臂踢腿。

宝宝的悄悄话：嘘，我现在感觉很舒服，让我自己玩一会儿，千万别打扰我哦！

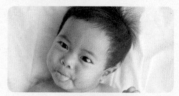

★情景描述 11：宝宝一向神气活现的双眼突然黯然无光，并且显得有些呆滞。

宝宝的悄悄话：妈妈，我病了。快带我看医生吧！

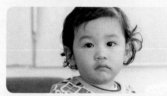

★情景描述 12：每次妈妈拉开窗帘，宝宝便眯缝起眼睛，同时喷嚏连天。

宝宝的悄悄话：别紧张，妈妈！我没有感冒。光线刺激我的眼睛和鼻腔内神经，鼻子有点痒痒。

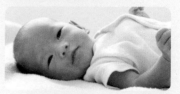

★情景描述 13：当妈妈和宝宝说话时，宝宝看着妈妈的脸，嘴唇不停地蠕动。

宝宝的悄悄话：妈妈，我好喜欢你的声音！请不要停下来，我也在学习说话。

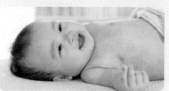

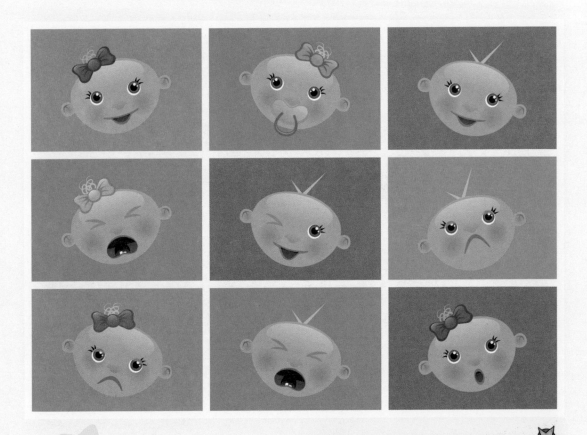

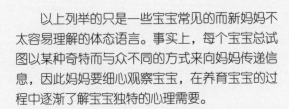

以上列举的只是一些宝宝常见的而新妈妈不太容易理解的体态语言。事实上,每个宝宝总试图以某种奇特而与众不同的方式来向妈妈传递信息,因此妈妈要细心观察宝宝,在养育宝宝的过程中逐渐了解宝宝独特的心理需要。

温馨提示

"生理性体重下降"现象基本结束,宝宝体重开始迅速增加。你发现了吗?宝宝的尿量开始逐渐增加了,每天可达10次以上,爸爸妈妈可要为宝宝勤换尿片啊!

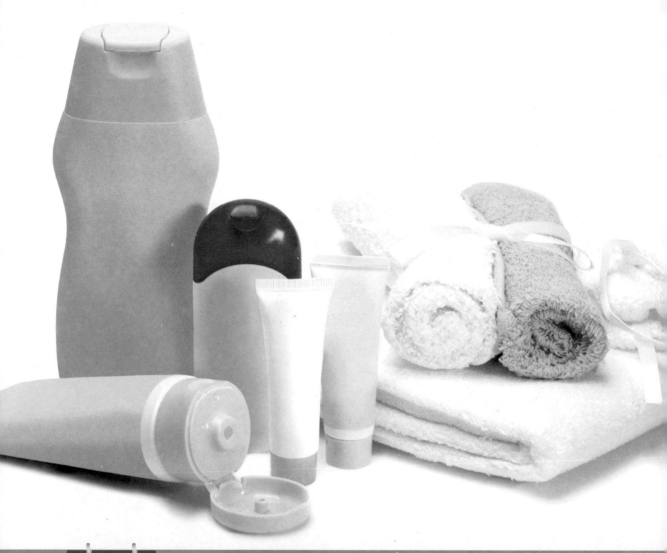

整理一些实用的用品

月子里，新妈妈们精力和时间有限，了解一些护理宝宝必需的用品及其使用方法，可以让妈妈照顾宝宝事半功倍，很多妈妈最后往往都会得出"实用才是王道"的感悟！

宝宝实用用品大点评

★衣着篇

纱布内衣

采用蝴蝶结绑法，主要功能是吸汗，因此无论夏天、冬天，都建议妈妈在最里层给宝宝穿上一件纱布衣，会比较透气舒服。

棉布内衣

罩在纱布内衣的外面，样式可选择同纱布内衣一样的。棉布材质保暖性佳，尤其适合冬天穿着。

棉质长裤

给宝宝穿上棉质长裤以防着凉。

连体衣

连体衣在裤底部分设计为可开式的纽扣或绑带，以方便更换尿布。有些冬天的连体衣会连着袜子，等于将宝宝全身包住，保暖效果十足，但缺点是会局限使用期限，因为宝宝长得很快，可能很快就穿不下了！

包巾

依季节不同有厚、薄之分，可用来包裹宝宝身体，或当成薄被使用。可准备2件。但家长在使用包巾时，一定要注意是否裹好，避免抱起宝时有滑落的风险！

帽子、袜子

可依需求准备。帽子、袜子可加强保暖喔！

纱布巾

超好用的必备小物，可以当作喂奶巾、洗澡巾、擦脸巾，甚至也可以垫在宝宝枕头上，方便时常换洗，可以多准备几条，并且以素面为佳。纱布巾用途虽多，但千万别混用，爸妈可以用纱布巾的"滚边颜色"来区分不同用途喔！

小衣架

宝宝的衣服太小，使用大人的衣架会很容易弄坏，用夹子夹也颇麻烦，因此建议爸妈可以准备6~12支小衣架，尤其推荐一体成形的塑料衣架，没有塑料外皮容易剥落的问题。

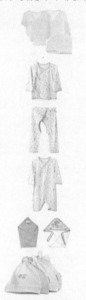

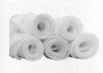

温馨提示

为了避免污染，建议爸爸妈妈们最好将宝宝的衣物和大人的衣物分开清洁及存放。宝宝的衣物又小又零散，父母还可以使用干净的空箱子改良，在侧面挖一个四方形的可以活动的窗户，再将窗户四边缘用胶布包好（防止刮手），两三个叠在一起，就成为宝宝的临时专用衣橱啦！

★ 哺喂篇

奶瓶

现在的奶瓶材质大概分为玻璃、PP、PES、PPSU 等 4 大类，在高温消毒时不会有双酚 A 释出。大奶瓶（240 毫升）约 2 支（用来喝奶），小奶瓶（120 毫升）约 1 支（用来喝水）即可，若全母乳亲自哺喂，奶瓶准备量可更少。

温奶器

作用是可将母乳或牛奶隔水加热。加热时，最好外层水位要高过奶水的高度，避免加热不均，且要注意外层的水温不要高过 60℃，以免过热破坏母乳里面的营养成分。若不想特地准备温奶器，可使用钢杯加热水来做隔水加热，但要留意水温变凉时需再换热水。

吸乳器

分电动式和手动式两种：电动式比较省力，但手动式能够吸取到比较深层的乳汁，排空效果较好。

奶瓶清洁液

一定要准备，因为母乳和奶粉中均含有油脂，若单纯用清水洗会洗不干净，很快瓶身就会有一层雾一样的奶垢，不适合使用一般的洗碗精清洗，因可能含有非天然的化学物质。建议爸爸妈妈们最好还是选购奶瓶专用的清洁剂，并搭配奶瓶刷、奶嘴刷使用。此外，因为奶瓶清洁液的成分天然安全，也可当作蔬果清洁液来使用。

奶瓶刷、奶嘴刷

奶瓶刷是"可转式"的，使用起来很方便，可以清洁到奶瓶的各个角落。奶瓶刷的刷毛也有很多材质，若是塑料类的奶瓶，建议使用海绵材质的刷毛，以防刮伤奶瓶。而奶嘴造型特殊，建议最好使用奶嘴刷来清洁，才不会有死角洗不到喔！

温馨提示

消毒奶瓶可以使用传统的沸水消毒方式：用未曾使用过的大锅将水煮沸后关火，把奶瓶放入烫 5 分钟左右（以后此锅就专门用来消毒奶瓶，勿再用做其他用途）；若是玻璃奶瓶则在冷水时即要放入，与水一同加温，以免破裂。提醒爸爸妈妈们，在夹取消毒后的奶瓶时，一定要格外小心，以免被热水烫伤！

妈妈刚挤出来的新鲜母乳若不是马上要喂宝宝喝需要存放时，要有密封盖的胶瓶或可急冻的贮奶袋；若直接放入冰箱冷藏，可放 3 天；若放冰箱冷冻室可存放 2 个月；独立式的冷冻柜则可放至 6 个月。为了避免浪费，建议妈妈每次加热宝宝当餐的量即可。从冰室中拿出来的解冻奶一定要在 24 小时内喝完，不可再重复冷冻。

★卫浴篇

尿片

吸收力佳、干爽型的尿片。尿片网状式的表层可让水珠颗粒掉下去以保持干爽；而颗粒状表层的尿片因为接触宝宝皮肤面积更广而有更强的吸收力。不论是哪种尿片，爸妈一定要记得时常为宝宝更换，这是预防尿疹的最佳方法。此外，挑选尿片时也要注意触感是否柔软，包括内侧的荷叶边、粘贴处都要柔软，才不会伤害宝宝幼嫩的肌肤。

尿垫

可避免换尿布时弄脏床单，外出时亦方便携带。

婴儿专用沐浴乳

宝宝的皮肤厚度只有成人的1/3，对外在刺激会比较敏感，因此应使用婴儿专用的沐浴用品，但需避免过度清洁。

婴儿油、乳液、护肤霜、护臀膏

冬天天气干燥，在宝宝洗完澡后，给宝宝擦上薄薄的一层婴儿油、护肤霜或婴儿乳液，爸爸妈妈更可以一边擦一边帮宝宝按摩，这是很棒的亲子互动时刻喔！另外，帮宝宝换尿布时，也可在宝宝的屁股上抹上一层薄薄的护臀膏，可有助于让宝宝的小屁屁隔绝大小便的刺激。

★寝具篇

婴儿床

妈妈要时刻关注是否会夹手、升降开关是否安全等问题。

床垫

最好隔一段时间晒一次太阳，避免湿气和可以起到杀菌的作用。

枕头

1~2个月内的新生宝宝，不需特别使用枕头。等到宝宝的脖子较硬时，再使用前低式的甜甜圈枕或是乳胶枕，注意靠近脖子处的枕头厚度不要太厚。另外，爸爸妈妈也可选购侧睡枕，将宝宝的身体前后夹住，可以让宝宝侧睡时更舒适，也不容易变换成仰睡（有助调整头型）。

床边音乐铃

现在音乐铃有许多不同的音乐可供选择，例如古典音乐、大自然声音、仿真胎内音，这些都可帮助宝宝入睡，但安装时务必注意要牢固，以防脱落。

温馨提示

此时的宝宝已能模仿妈妈的面部表情，妈妈伸舌头，他也伸出小舌头，妈妈张嘴，他也张开小嘴，妈妈怎样，宝宝都跟着怎样。妈妈们可以趁机试试，逗引自己的小宝宝，看他能否跟着自己的样子做。

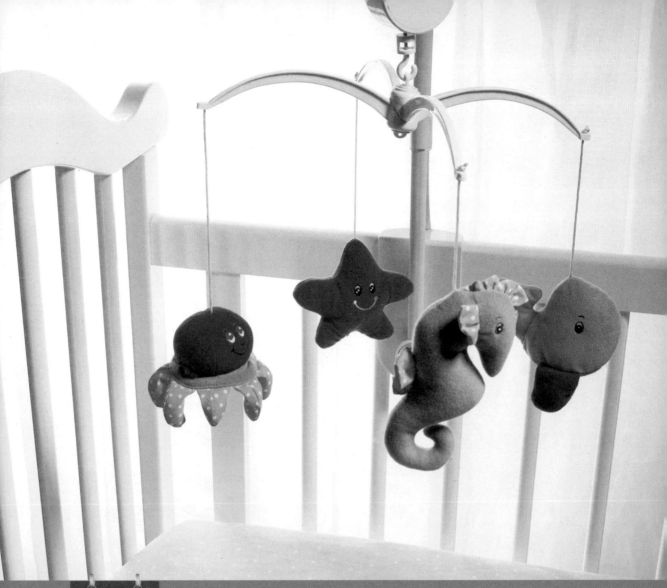

一些生活细节要注意

一眨眼，月子已经过去一半了，你是否已经适应月子的生活呢？日子过得非常快，但要想坐好剩下的月子，还需要从点滴细节做起。

这些生活细节坐月子不可忽视

关于坐月子这件事，现在的年轻人跟老一辈人的想法肯定是截然不同的，那么下面我们请这方面的专家细说如何科学坐月子的问题。

Q: 我还在坐月子中，家里老人说前半个月不能吃苹果、青菜，这样正确吗？顺产1周后，每天淋浴，每3天用艾叶水洗1次头，这样做正确吗？现在我天天把红枣当作零食吃，这样行吗？

A: 实际上呢，苹果也好，青菜也好，都属于水果和蔬菜，坐月子期间，这些东西都能吃的，可能老人的意思是觉得不能吃冷的，这是中国的习俗，但在很多国家是无所谓的，冷饮和冰淇淋照样吃，这是生活习惯的问题。蔬菜水果提倡吃，妈妈生完孩子需要很多的营养。头发每天冲冲也可以，用艾叶也好，洗头液也好，任何的洗发用品，不能长期大量地使用，因为皮肤需要很多的油脂保护。是否需要每3天洗，要看出汗的情况。至于艾叶究竟有多大的作用，这个是民间的说法，没有科学的论据，如果没有副作用，还是可以使用的。红枣里含有大量的维生素 C，是可以吃的，当然了，任何的东西有一个限量，你可以天天吃红枣，但是不要大量吃，吃多了还是会引起消化不良的。

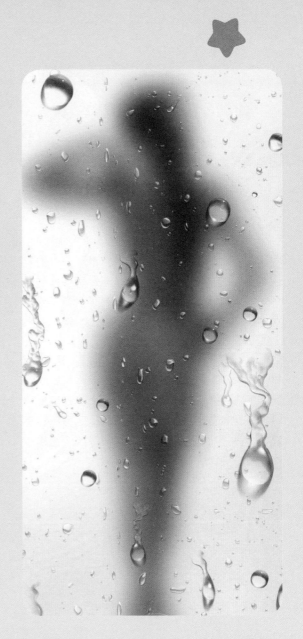

Q：坐月子期间的饮食究竟有哪些禁忌？哪些要多吃，哪些不能吃？到底能不能吃盐，吃多少为宜？为了催乳，家人总是劝我多吃点，真的吃得多，奶水才多吗？听说产后头3天不适合吃开奶的食物，这是正确的吗？

A：咖啡等刺激性的食物我们不主张吃，桂圆这类的不利于子宫恢复的食物也不宜多吃，这类活血的食物会使月经量多些，恶露增多。有些妈妈属于过敏的体质，如果吃螃蟹，孩子吃你的奶，孩子就会生皮疹，这个时候你就要少吃甚至不吃易导致过敏的食物。催乳需要多喝水，多喝汤，鱼汤、鸡汤都可以，但是休息好更重要。多吃点东西是好的，有些妈妈觉得分娩后要保持体形，就不敢吃和少吃，这样就会造成奶量的减少。首先你要满足宝宝奶量的需要，然后才适当考虑体形的恢复。而且也不能挑食，要保证营养的均衡。

Q：孕期有妊娠糖尿病，在坐月子时进补有什么需要注意吗？红糖、猪脚姜等可以吃吗？

A：如果是妊娠期糖尿病，那么分娩以后糖尿病会慢慢好转，这个时候你要关注的不是吃什么，而是你要查查你的血糖，如果血糖正常了，可以逐步恢复以前的饮食；如果血糖不正常，含糖多的食物不要多吃。

Q：月子里刷牙是不是用热水器的温水就可以了，还是非得开水摊凉了才能用？

A：只要是温水就可以了。

Q：我现在正在月子中，有20天了，10天左右恶露已经干净了，为什么现在又有了？颜色不是很红，有点像碘酒的颜色，这正常吗？

A：恶露的颜色开始比较红，后来比较深是正常的，不要紧，只要不会有大量的鲜血出来就可以了。一般1个月左右，多数妈妈的恶露都会干净的，除非有特殊情况，比如胎盘在子宫里面，才会出现恶露老是不干净的情况。如果真是出现这种情况，妈妈需要尽快去医院做相关检查和治疗。

宝宝的这些细节你注意到了吗？

★ 细节1: 宝宝会听

早在胎儿的后期，宝宝的听觉就相当灵敏，所以宝宝出生后，当听到妈妈的心跳或者听到妈妈的呼唤，就会感到亲切有安全感，哭闹时会安静下来。宝宝还有听觉定向能力，能将头和眼转向声源。

细节呵护

妈妈可在宝宝耳边距离10~15厘米处，轻轻呼唤小宝宝，使他听到你的声音后转过头来。给宝宝洗澡、脱穿衣服、喂奶，换尿布时，请用高声调温柔的声音跟宝宝说说话，唱唱歌。对宝宝说话时，要变换语调，语调比语言要重要得多噢！另外，还可以让宝宝听听节拍声、钟声、朗诵诗歌等等。

★ 细节2: 宝宝喜欢抚触

触觉是宝宝安慰自己、认识世界以及和外界交流的重要途径。全身皮肤都有灵敏的触觉，尤其是宝宝口唇、舌尖、眼、手掌、足底部。宝宝对不同的温度、湿度、物体的质地和疼痛有触觉的感受能力。刚出生的宝宝可利用包裹的触觉感受使自己安静，宝宝喜欢接触柔软的物体，喜欢紧紧依偎着妈妈，喜欢轻拍与摇动他们。

细节呵护

研究证明，给宝宝抚触能促进小儿神经系统的发育，提高智商、增加体重、增强体质和预防疾病的发生。常被妈妈抚摸及拥抱的宝宝，性格温和、安静、听话。后面的章节，我们会有详细的讲解。

★ 细节3: 安静周期

一天中90%的时间宝宝都处于睡眠，觉醒时间总共才2~3小时，宝宝不断地进行着睡眠——觉醒周期，每30~60分钟循环1次。此周期包括6种状态: 深睡、浅睡、瞌睡、安静觉醒、活动觉醒及哭。当宝宝觉醒不哭时，他会在一定的规律下运动，约1分25秒完全没有活动，紧跟着会突然发生运动。当宝宝处于活动觉醒状态时，每1~2分钟连续发生安静周期。

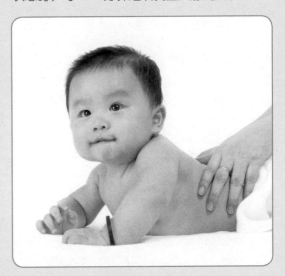

细节呵护

宝宝的运动不是反射性的，他们对一个环境刺激的反应有时表现为惊跳或抖动。更确切地说，宝宝的这些臂和腿的自发性活动有一个内在的节律，揭示出在每一个宝宝大脑内存在着一个支配运动的物质，它是神经组织的一部分，我们称它为"生物钟"。对每一个宝宝来说，运动量的变化是轻微的，一些宝宝活动较多，一些则较少。如果妈妈通过观察不能发现宝宝有节律的运动，也不要感到失望。每一个宝宝的活动规律都存在个体差异，新妈妈在观察自己的宝宝时也不要忘记这种差异的存在。

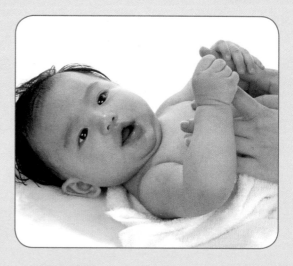

★细节4：宝宝天生都是近视眼

宝宝调节视焦距能力差，东西距宝宝太近或太远，他们均看不清楚，只看到模糊影子。要引导宝宝看东西的能力，则必须将物体放在距宝宝眼睛约20厘米的位置，相当于喂奶时妈妈脸和宝宝脸之间的距离。这种状态一直持续到宝宝出生后3~4个月，宝宝出生后第4个月开始有调节视焦距的能力。当宝宝在注视你时，你的头向一侧慢慢移动，但仍然面对着宝宝的脸，这时他会慢慢移动眼，随后转动头部追随你运动的方向，除水平方向外，他还能从垂直方向追随你的脸。假如同时和宝宝说话，就能引起他更大的兴趣，因为声音刺激和嘴的活动会增强他的感受。宝宝不但会注视妈妈的脸，而且想用手接触她的嘴，说明视觉和手活动之间已有不寻常的协调动作了。有的宝宝能追随移动的物体，而有的宝宝似乎不会看，这主要是和他所处的状态有关，他只有在安静觉醒状态才会看东西。

细节呵护

为了能引导宝宝视觉，应使宝宝有一个舒适的体位，最好妈妈采取坐位，将宝宝半卧抱在膝上，妈妈拿一个颜色鲜艳的玩具以引起他的注意，或使他看你的脸。如果你将物体轻轻摇动，更能引起宝宝的注意，几乎所有的健康宝宝均有这种天生的看东西的能力。

温馨提示

此时的宝宝面对柔和的声音会笑，同时也会表示兴奋和苦恼，甚至会盯着妈妈的脸看，还能与他人的目光接触。

月子中期

　　月子的生活进入了下半段，一切都在向着更好的方面发展！

　　从现在开始至月子结束，
妈妈们这段时间的生活关键词是"锻炼"，
这对妈妈身体恢复将会非常有帮助。
妈妈们可以逐渐适应普通人的生活，做一些简单家务活，
照顾一下宝宝，甚至可以与宝宝互动，这会令妈妈们感到高兴。
不过保证充足的睡眠仍然很重要，
这样才可以保证乳汁的正常分泌。

　　这段时间，妈妈们对自己的要求还应更上一个台阶，
要熟练掌握喂奶的技巧，要了解如何应对宝宝的身体异样，
更要逐步调理自己的身体与精神状况，
以便应付将来独自照顾宝宝的生活。

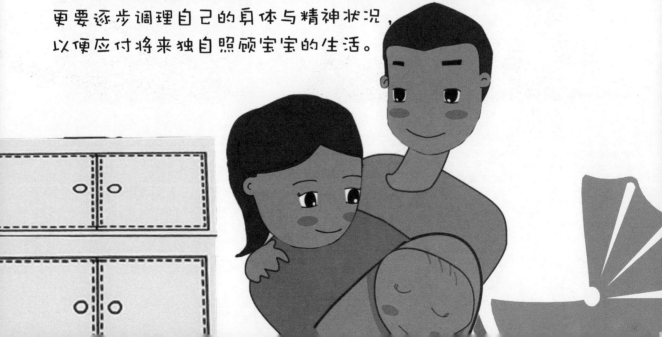

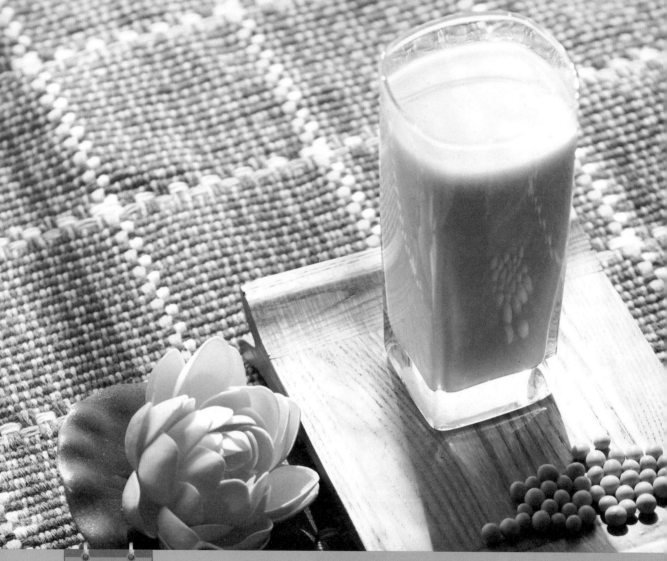

制定妈妈第 3 周的餐单

在经历了 2 周的休养与调整之后，妈妈们体内各器官正处于恢复阶段，但身体还是相对虚弱，抵抗力差，对外界温度变化比较敏感，不能承受寒凉的刺激。妈妈仍要继续加油！在接下来的 1 周里，你应当通过科学、合理的饮食来继续调整自己的身体哟！

月子里, 根据体质来喝水

从中医角度来看, 水属凉性, 由于妈妈们的体质不尽相同, 所以, 白开水具体怎么喝, 还是相当有讲究的。

专家指出, 寒邪对女性的影响很大。相关资料显示, 我国40岁以上的家庭主妇中, 80%以上患有不同程度的关节病或妇科病。这可能与她们在经期、产期和寒冷时接触冷水 (如用冷水洗涮) 有关。分娩时的创伤与出血, 加上产程中力气消耗, 会使妈妈们处于"多虚多淤"的状态。如果此阶段寒邪伤及阳气, 就增加患上与"寒"相关的疾病的机会, 如月经不调、小腹冷痛、腰背痛、胃胀、腹泻等病症。所以, 产后坐月子固护阳气甚为重要。而在喝水方面, 应以温水为主, 冬春季节或天气寒冷之时尤其要注意。具体到个人, 还要看体质喝水。

寒性体质, 最好喝姜水。妈妈们若面色苍白、怕冷或四肢冰冷、口淡不渴、大便稀软、尿频量多色淡、痰延清、涕清稀、易感冒, 则属寒性体质。此时, 应喝温开水, 最好是生姜水或生姜陈皮水, 以温运气血, 使筋骨不易扭伤, 腰背不易酸痛。

热性体质, 多喝凉开水。妈妈们若面红目赤, 怕热, 四肢或手足心热, 口干或口苦, 大便干硬或便秘, 痰涕黄稠, 尿少色黄赤味臭等, 则属热性体质。此时, 应喝凉开水 (天气寒冷时, 可酌情温热少许), 且适量多喝, 以促进体内郁热排出。夏季坐月子时, 产妇出汗多, 口渴时还可食用杨桃汁、鸭梨汁、西红柿汁等消暑, 避免产褥热。但忌喝冰冻的白开水, 否则寒凝气血不畅, 可能导致淤血和浊邪无法顺利排出, 进而损害身体。

总而言之, 白开水性属偏凉, 但凉而不寒,

温着喝可减其凉, 使其性趋于平和, 是大多数妈妈们的合理选择。喝水时, 可随体质之寒热、气候之温凉, 适时调节水温。

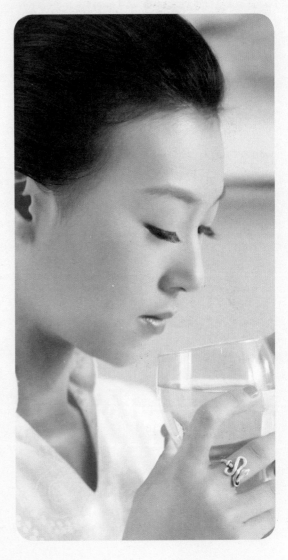

产后第 3 周的饮食之道

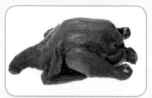

★ 食补关键

这时往往恶露已排尽，是补气血的最佳时机。

★ 对症饮食

这一阶段妈妈们进入调节进补期。膳食应以均衡、多样、充足为重点，但也不要过量，补充适量的蛋白质、新鲜蔬菜和水果即可。主副食合理配比、粗细粮搭配，再加上一定的活动量，这样就可以使妈妈们产后保持合适的体重。

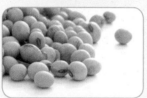

★ 推荐食物

乌鸡：滋补肝肾，益气补血，滋阴清热，对帮助新妈妈身体恢复、促进乳汁分泌很有帮助。

黄豆：含有丰富的植物性蛋白质、钙和维生素 A 和 B 族维生素等，如果每天吃两餐含有大豆的食品，如豆腐、豆浆等，对乳房健康很有帮助。

坚果：如杏仁、花生、核桃、芝麻等，在富含高品质蛋白的同时还含有大量的抗氧化剂——维生素 E，摄入丰富的维生素 E 可以促使新妈妈的乳房组织更富弹性，且对增强身体免疫力有帮助。

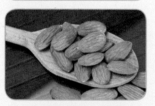

★ 餐单推荐

山药乌鸡汤

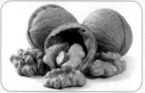

原料准备：山药 100 克，乌鸡半只，胡萝卜半根，海带 10 克，姜少许，水或米酒视个人需求而定，盐适量。

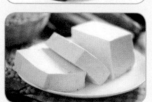

做法指导：先将山药、胡萝卜洗净切块，姜切片备用；然后将乌鸡切块洗净后汆烫，过冷水后加入水或米酒、姜、海带及胡萝卜熬煮约 60 分钟；放入山药继续熬煮约 20 分钟后，根据个人口味放入适量盐，即可食用。

营养功效：本草纲目中记载"山药可以健脾胃、补虚羸、益肾气，久服耳聪目明……"，具有显著的滋养与强壮身体的作用；乌鸡自古就是产妇的补益之佳品，两者搭配实乃不可多得的营养美味。

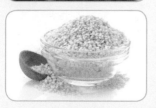

教你做开奶美味菜

豆芽鲫鱼汤

原料准备： 鲫鱼1条（约200克），黄豆芽30克，通草3克，食用油、盐、葱、姜、料酒和水适量。

做法指导： 先将鲫鱼去鳞、鳃及内脏，洗净，入油锅略煎，然后加入葱、姜、料酒和水适量，放入黄豆芽、通草，用中火炖至汤乳白色，最后再加入盐调味。

营养功效： 黄豆芽具有利水、消肿作用；通草，性平、味甘，有利水通乳作用，与鲫鱼搭配煎汤，可以增加乳汁分泌。

红豆糯米粥

原料准备： 糯米150克，红豆50克，桂花糖5克，白砂糖10克，水适量

做法指导： 先将糯米淘洗干净，用冷水浸泡一夜；红豆拣去杂质，洗净泡好，放入锅中加冷水，用小火煮至豆粒开花；糯米放入另一锅中，加入冷水2000毫升，先用大火煮沸，然后改小火煮到米透，加入煮好的红豆继续煮至米粒开花，加白砂糖与桂花糖调匀即可。

营养功效： 红豆具有活血排脓、清热解毒的作用，同时又有利水消肿的功效；粳米则具有补中益气、健脾和胃的作用。两者搭配能够补血滋阴，增加母乳分泌，预防便秘，同时还能为产后身体提供足够的热量。

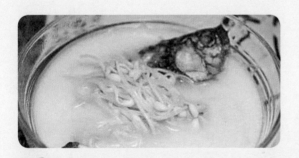

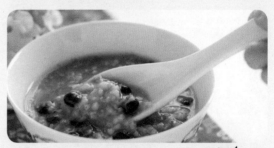

每日速查表

虽然身体恢复了很多，但还是建议新妈妈穿长袖上衣和长裤，最好还穿上一双薄袜子，因为身体毕竟还没有完全恢复好。下床时基本可以和平日速度差不多，但是不建议下床用力过猛和过快。

此时，妈妈还是要避免盆浴，淋浴的时间在5~10分钟即可，水温以36~38℃为宜，即使在夏天也不要用较凉的水淋浴，否则容易引起恶露排出不畅、腹痛及日后月经不调等症状。

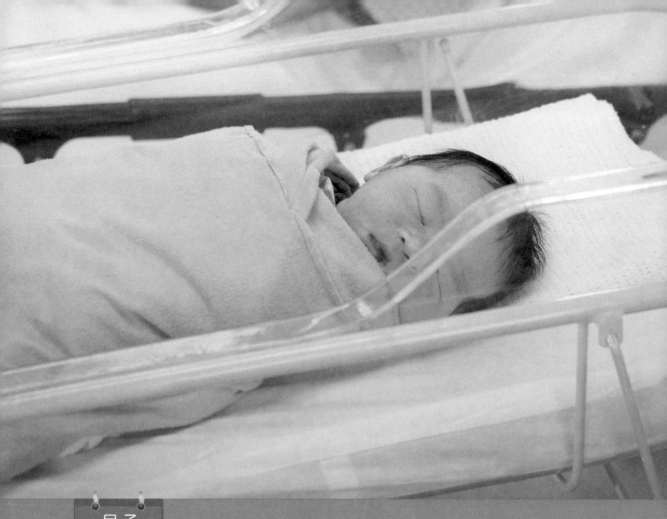

今天来整理宝宝的证件

休息了一段时间，今天你应该有些体力可以为宝宝盘点下该办理的证件了。宝宝出生后要办理的证件还挺多的，出生证、户口簿、独生子女证、预防接种证、医疗保险等，去哪儿办？需要什么条件？准备哪些材料？这些都是一些让新手爸爸妈妈们头疼的问题。我们在这里收集了一些相关信息，希望能给你带来实质性的帮助，由于各地的规定会有差异，因此仅供参考！

给宝宝起个好名字

在办理《出生医学证明》前,爸爸妈妈要先起好宝宝的名字。

很多妈妈在怀孕时已经为宝宝起了个好记的小名。妈妈的心跳、呼吸、说话、唱歌、放音乐等的声音都逃不脱胎宝宝的耳朵,更何况是呼唤他的名字呢!

孔子曰:"名正言顺,名不正则言不顺"。虽然很多家长从刚怀孕起就为宝宝取名了,可不到最后关头总是难以下最后决定。父母都希望给孩子起一个寄托美好愿望的名字,这可不是一件容易的事。

名字的基本"元素"是字。要起一个令人满意的名字,必须从字入手。而一个好的名字,常常需要花费不少的心思。通常来说,父母对宝宝起的名字中包含的期望不外乎以下几种:健康、吉祥、聪明、活泼、豁亮、畅达,将来成为有用之人。取名是大学问,涉及到很多知识领域,文学、历史、艺术等等,需要注意的方面有很多,如读音、音律、谐音、字意的美感等等。姓名中的"姓"指姓氏,它是宗族的标记,先辈的传统,而"名"则是个人的私有代号。二者虽有先有后,但组合默契,蕴藏了深层的内涵。

爸爸妈妈在给宝宝取名的时候,最好不要刻意从字典里翻出某个冷僻的字来使用。这样,可能在今后的日子里遇到很多不必要的尴尬和麻烦:一方面,别人在看了宝宝的名字后会问,这个字怎么念?或者干脆就被别人念错;另一方面,如今登记以及报名考试、银行开户等办理各种业务都使用电脑信息系统,过于冷僻的字,打字员往往要花费很多精力从字库里寻找,甚至电脑里根本找不到这个字。用生僻字起名字可能遇到的尴尬和麻烦还真不少呢!

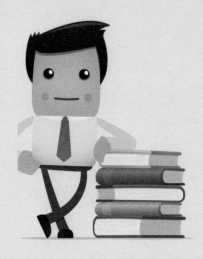

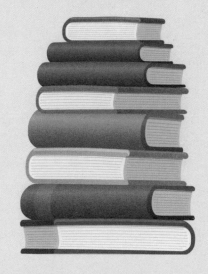

给宝宝办理出生医学证明

在宝宝出生后一个多星期，父母即可前往宝宝的出生医院领取《出生医学证明》，简称《出生证》，这是宝宝的第一份人生档案。

★领取步骤

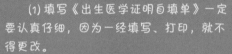

1. 宝宝未出生时，准爸妈就要先到产科病房领取《出生医学证明自填单》，单上一般有以下内容：父母姓名、身份证号、民族、宝宝姓名、宝宝申报户口地址、母亲居住地址等。

2. 到产科门诊提交《出生医学证明自填单》后，一般在 10 个工作日后（此时宝宝已经出生）可携带儿童保健手册、夫妻双方身份证原件到产科门诊领取《出生医学证明》。

温馨提示

(1) 填写《出生医学证明自填单》一定要认真仔细，因为一经填写、打印，就不得更改。

(2) 出院以前，一定要给宝宝取好大名，不然有些医院是不会发放《出生证》的。

(3) 收到《出生医学证明》后要认真核对，如发现有填写错误时，应及时向医院申请换发。《出生证》严禁涂改，一旦涂改，视为无效。

(4)《出生医学证明》是宝宝的有效法律凭证，要妥善保管。

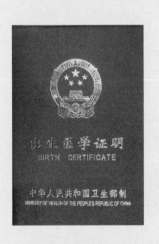

给宝宝上户口

宝宝出生后,家里就多了一名家庭成员,按照《户口管理法》,这时应该给宝宝上户口了,使他在法律上正式成为家中一员。

★新生儿落户口手续

1. 新生儿出生后 1 个月内,持夫妻双方身份证及其复印件、双方结婚证及其复印件、《出生医学证明》《计划生育服务手册》,随父或母户口簿到所在地派出所户籍部门办理新生儿落户手续。

2. 在派出所户籍部门指导下填写《常住人口登记表》,当场出具打印的户口簿。

温馨提示

只有在及时申报宝宝的户口后,社会上各种医疗保险才会随之而来,宝宝才能享受到应当享受的权利,所以爸爸妈妈千万别忽略了这件事。

★凡户口在外地的小孩申请随父(或随母)入户的,需具备以下证明材料

1. 入户申请理由的书面报告。

2.《出生医学证明》《计划生育服务手册》(或符合计划生育的有关证明)、小孩的户口簿。

3. 父母结婚证、户口簿、父母居民身份证。

4. 属计划外出生的小孩,按有关规定,需提供计划生育部门出具的证明。

凡被批准入户的,由派出所通知申请入户人的父母到相应公安局综合办证厅领取《准迁证》,后回原户口所在地派出所办理户口迁出手续,领取《户口迁移证》,然后凭《准迁证》(第三联)及《户口迁移证》、父母户口本到派出所办理入户手续。

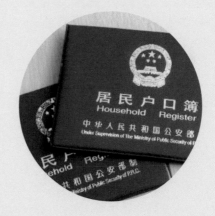

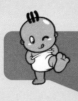

给宝宝办理独生子女证

宝宝出生后，如果父母没有"再接再厉"的打算，就可以考虑到当地居委会申请办理《独生子女证》了。办好证明后，从办证那一天开始到孩子满 14 周岁为止，家长可以每月领到 10 元钱的国家奖励，退休时工资可增加 5%（根据各省市的计生条例，独生子女的奖励和发放形式会有地域差异）。

★ 要求条件

1. 自愿终身只生育一个子女的夫妻。
2. 夫妻一方户口在相应辖区内。

★ 程序

1. 到居住单位或社区居委会领取《独生子女父母光荣证》审批表，并按规定项目如实填写。
2. 所在单位或村（居）委会核实签署意见。
3. 现居住地街道办事处计生办审核，签署意见并盖章，送城区人口计生局审批。

★ 所需资料

1.《独生子女父母光荣证》审批表（一式五份）。
2.《计划生育服务手册》。
3.《出生医学证明》。

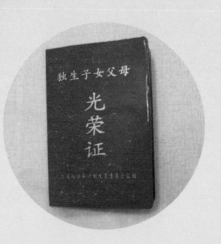

给宝宝办理预防接种证

《儿童免疫预防接种证》是儿童入托、入园、入学的必备凭证。宝宝出生后1个月内,家长应携带宝宝产房乙肝疫苗第一针和卡介苗接种记录证明,到户口所在地(如户口为外地、在本地居住3个月以上应在居住地)的辖区疾病预防控制中心办理《儿童免疫预防接种证》,以便及时接种乙肝疫苗第二针和其他相应疫苗。《儿童免疫预防接种证》上面会注明规定时间范围内,宝宝所需要的预防接种,还有接种时的注意事项。

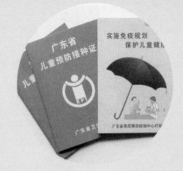

给宝宝办理医疗保险

这是由国家补贴发放的,新生宝宝一直到上幼儿园之前都可以享受的医疗保险。宝宝上了幼儿园有了学籍后,这时就由学校统一参保了。

办理的时候,父母需带着户口簿及复印件、父母身份证及复印件,到所在辖区的劳动保障机构办理。

★所需资料

1.《出生医学证明》。
2. 父母的身份证。
3. 父母的户口簿。
4.《计划生育服务手册》。
5. 父母的结婚证。
到宝宝入户的所属区的办证中心办理即可。

每日速查表

宝宝最敏感的莫过于触觉了,尤其是嘴唇、面颊部位的触觉神经更为发达,亲亲他的小脸蛋,他会开心地接受你的爱。这个时候,他的小手只要碰到东西就会握紧。此外,对冷与热往往表现得都很灵敏。

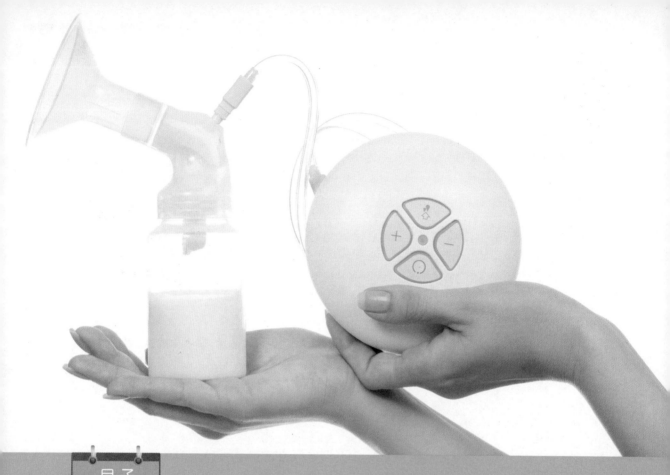

学学解决涨奶的小妙招

现在开始，宝宝吃奶的时间会越来越固定，变得非常有规律。随着宝宝吃奶的频率越来越高，妈妈的奶水也增长得越来越快！甚至出现了宝宝一哭，奶水就开始喷涌而出的现象，这是个好事情！

但是涨奶也是个痛苦的事情。不知你是否有过这样的经历：当乳汁开始分泌时，乳房开始变热、变重，进而出现疼痛，有时甚至变得像石头一样硬，乳房表面看起来光滑、充盈，连乳晕也变得坚挺而疼痛……这种情况其实就是俗称的"涨奶"。该如何预防涨奶？面对涨奶，又该怎么办？接下来的这一章会有答案！

涨奶原因分析

　　涨奶主要是因为乳房内乳汁及结缔组织中增加的血量及水分所引起的。新妈妈们从孕末期就开始有初乳，当胎盘娩出后，泌乳激素增加，进而产生乳汁，乳腺管及周围组织膨胀，在产后第3~4天达到最高点。如果妈妈在宝宝出生后未能及早哺喂，或哺喂的间隔时间太长，或乳汁分泌过多，宝宝一时吃不完，均可使乳汁无法被完全移出，乳腺管内乳汁淤积，让乳房变得肿胀且疼痛。此时乳房变硬，乳头不易含接，若因怕痛而减少喂奶次数，会进而造成乳汁停流，加重涨奶。

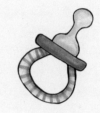

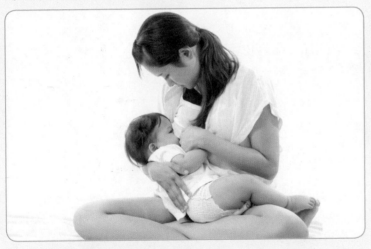

相关链接：母乳充足的 7 项指标

　　(1) 喂奶前妈妈乳房胀满，喂奶后乳房较柔软。

　　(2) 喂奶时听见宝宝连续几次到十几次咽奶声。

　　(3) 妈妈有下乳的感觉。

　　(4) 喂奶后宝宝安静入睡或自行放开乳头玩耍。

　　(5) 宝宝大便正常，每天 2~4 次，金黄色，呈糊状。

　　(6) 尿布 24 小时湿 6 次以上。

　　(7) 宝宝体重增加明显，按宝宝体重变化规律，出生后第 10 天体重开始增加。

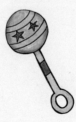

预防涨奶好方法

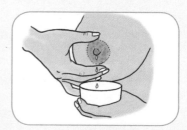

一般情况下，宝宝出生后，妈妈只要让宝宝及时（出生半小时内）多次（2~3 小时一次）吸吮乳房，那么 1~2 天后，乳汁分泌量就会增多，乳腺管便可通畅，这样就能预防涨奶。如果乳汁分泌过多，宝宝一时吃不了，可以用吸奶器把多余的奶水吸空。这样既解决了妈妈的乳房胀痛，又能促进乳汁的分泌。若不习惯使用吸奶器，妈妈们还可以使用手工挤奶：

1. 准备多个经煮沸消毒的能加盖的透明塑料储奶杯。
2. 彻底清洗双手，用温开水轻擦乳房。
3. 湿热敷双侧乳房 3~5 分钟，并向乳头方向轻轻按摩乳房。
4. 身体前倾用手托起乳房。

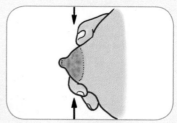

5. 大拇指和食指相应放在乳晕上下方，用两指内侧形成 C 形向胸壁方向有节奏地挤压乳头后方的乳晕，并在乳晕周围反复转动手指位置，这样才能挤空每根乳腺管内的乳汁。

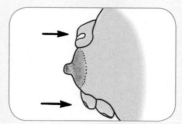

相关链接：贮存母乳注意要点

（1）按上述正确的挤奶方法直接挤奶于杯内，每杯贮存宝宝一次的奶量。

（2）挤完奶后要立即加盖，浸入冷水中 1~2 分钟，然后贮放在 4℃的冰箱里冷藏。

（3）喂奶前应隔水加热，温度适宜即可喂宝宝。

（4）先用贮存期最长的奶。

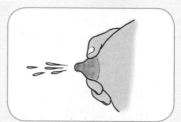

几个妙招远离涨奶烦恼

倘若乳房过度肿胀，妈妈往往会感到疼痛难熬，此时可采取以下办法缓解不适：

★ 热敷

热敷可使阻塞在乳腺中的乳块变得通畅，乳房循环状况改善。热敷中，注意避开乳晕和乳头部位，因为这两处的皮肤较嫩。热敷的温度不宜过热，以免烫伤皮肤。

★ 按摩

热敷过乳房后，即可按摩。乳房按摩的方式有很多种，一般以双手托住单边乳房，并从乳房底部交替按摩至乳头，再将乳汁挤在容器中。

★ 借助吸奶器

涨奶且疼得厉害时，可使用手动或电动吸奶器来辅助挤奶，效果不错。

★ 热水澡

当乳房又胀又疼时，不妨先冲个热水澡，在热水下按摩乳房，感觉会舒服些。

★ 温水浸泡乳房

可用一盆温热水放在膝盖上，再将上身弯至膝盖，让乳房泡在脸盆里，轻轻摇晃乳房，借着重力可使乳汁比较容易流出来。

★ 冷敷

如果涨奶时疼痛非常严重，可用冷敷止痛，不过一定要记住：须先将乳汁挤出后再进行冷敷。

★ 看医生

如果涨奶一时无法缓解，疼痛继续，可以就诊看医生。

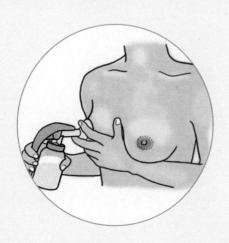

每日速查表

宝宝吃奶变得越来越有规律，基本上每3个小时睡眠后宝宝都会醒来要吃一次奶，而神奇的是，妈妈两边乳房分泌的奶量能恰好保证宝宝吃饱的需要。妈妈要掌握好宝宝的作息规律，甚至可以记录在小本子上。在宝宝吃奶的间隙，妈妈要抓紧时间休息，任何的劳累和负面的情绪都会阻碍奶水的分泌喔！

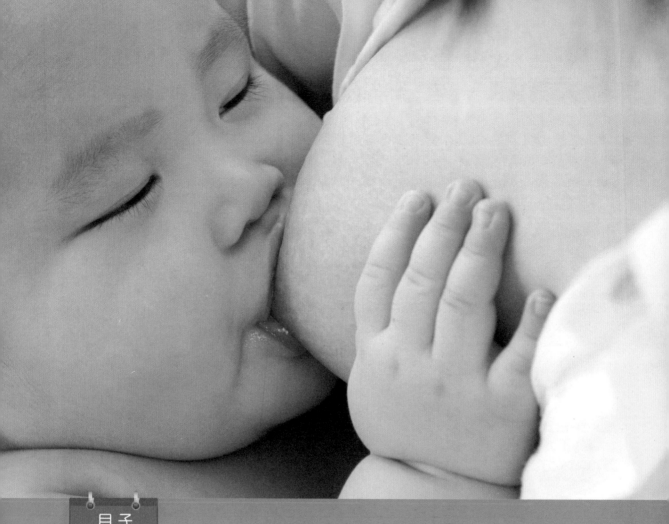

月子
第17天

掌握一些让奶水更多的方法

　　虽然谁都知道母乳喂养宝宝的好处有很多，但是有时候无法避免面临奶水稀少或者没奶的困境，但我们要坚信，每个妈妈都绝对有"实力"让宝宝吃上足够的母乳，"奶水不足"可能只是一种假象！那么，你该如何辨别自己的奶水是否充足？没奶时又该怎样沉着应对，及时改变不利现状呢？掌握一些让奶水更多的方法吧，这可事关宝宝的健康成长哟！

奶水不足的 5 个假象

★假象 1：本来母乳还是够吃的，但是过了几天后，宝宝总是哭闹，好像没吃饱。

释疑：

宝宝出生后的第 7 天、第 10 天、第 45 天和第 90 天，会出现快速生长期，容易饥饿，这时母乳可能显得不太充足，但并非母乳减少，而是因为宝宝吃得多了。这就要求妈妈每天要增加哺乳的次数，随着宝宝吸吮次数的增多，母乳的量也会相应增长。

★假象 2：别的妈妈奶水比我多。

释疑：

因为生理构造的不同，每一个妈妈乳汁的量是不一样的。你的乳汁分泌量可能比不上别人，但是对于自己的宝宝来说却是足够的。这就是母婴间的"默契"，乳汁分泌量往往与宝宝的需求成正比关系。

★假象 3：我的奶水很稀，不像别的妈妈又白又稠，挤出来好像上面有一层油似的。

释疑：

宝宝前 10 分钟吃的奶都属于前奶，比较稀，水分较多；之后的奶称为后奶，富含脂肪，呈乳白色。母乳喂养提倡一侧乳房要给宝宝吮吸半小时左右，如果更换得太快，宝宝会总是吃不着营养丰富的后奶。

★假象 4：宝宝将我的乳头都吮破了，奶水肯定不够吃。

释疑：

喂养姿势很重要。宝宝和妈妈的腹部要贴在一起，宝宝的下巴要紧贴妈妈的乳房，而且一定要吸到乳晕，因为分泌乳汁的乳窦是在乳晕的下方，宝宝光含住乳头肯定很难吸到奶水，而且容易将乳头吸破。

★假象 5：宝宝没吃两口奶就睡着了，睡一小会儿又醒了，又要吃。

释疑：

宝宝吃一会儿奶就睡着，其实并不是真正睡着了，而是累了在打瞌睡，往往要吃一会睡一会，反复两三次才能真正吃饱。不过妈妈们要尽量杜绝这种现象，在宝宝吃奶的时候多逗逗他，不让他养成吃奶时睡觉的习惯，让他能在最短的时间内吃完。

相关链接：母乳不足的 5 项指标

(1) 母亲感觉乳房空。

(2) 宝宝吃奶时间长，用力吮却听不到连续的吞咽声，有时突然放开奶头啼哭不止。

(3) 宝宝睡不香甜，常吃完奶不久就哭闹，来回寻找奶头。

(4) 宝宝小便次数少、量少。

(5) 宝宝体重不增或增长缓慢。

3招赶走"没奶"烦恼

大多数自认为"没奶"的妈妈并非真正母乳不足，应及时查明原因，排除障碍，并采取相关催奶措施，不到万不得已不要放弃母乳喂养。以下3个妙招效果不错，妈妈们不妨一试！

★妙招1：吮吸

宝宝降生后半个时以内就应让他吸吮妈妈乳头，即使没有奶也要吸上几口，尽早建立催乳反射和排乳反射，促使乳汁来得早且多。若开奶迟会增加母乳喂养失败的机会。新妈妈们一定不要因为奶量少就不让宝宝吸吮乳头，应该让他多多接触乳头，这样可以促进乳汁分泌。

★妙招2：食疗

妈妈的乳汁分泌来源于吃下去的食物，因此，哺乳期间的妈妈不可偏食，适当增加营养，根据个人口味、平时习惯，可多吃一些促进乳汁分泌的食物。

★妙招3：按摩

妈妈们可将手先用洗手液洗净，再用手指轻轻揉捏、刺激乳头，并用手掌握住乳房上下轻轻甩动，以加速乳腺反射，有些新妈妈甚至会感觉到奶水由滴状变成喷射；另外，按摩膻中、合谷、少泽、乳根等穴位，也有一定的效果。

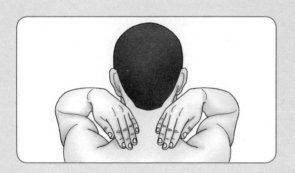

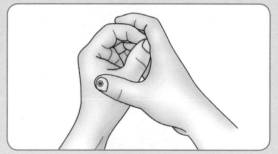

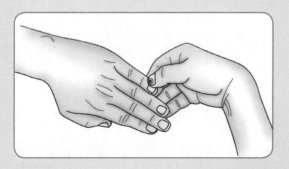

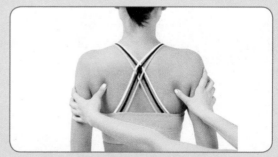

教你做开奶美味菜

银耳蒸木瓜

原料准备： 新鲜木瓜 1 个，银耳半朵，冰糖 1 小把，枸杞子 2~3 颗。

做法指导： 首先将木瓜洗净后切 2/3，去籽待用；银耳泡开后去蒂、洗净，撕成小朵，塞到木瓜中，稍用手按紧些；将冰糖均匀地放到银耳中，小心别洒出来；最后将蒸锅中的水烧开，把装好冰糖银耳的木瓜放入笼屉中，上面撒上几粒枸杞子（也可以放点胡萝卜丁），大火蒸 15 分钟就可以出笼了。

萝卜排骨汤

原料准备： 猪排骨 300 克，白萝卜 150 克，盐、葱、姜、香油各适量。

做法指导： 首先将排骨清洗干净，顺骨缝切开，剁成约 3 厘米长的小段；白萝卜洗净、去皮，切成小方块；接着把水放入锅内烧开，放入排骨煮开，撇去浮沫，再放入葱、姜，然后将白萝卜块放入；最后用小火煮约 2 个小时左右，待肉烂离骨时，加入少许盐、香油，即可食用。

鲜虾老姜汤

原料准备： 鲜虾约 250 克，姜适量，香油、米酒各适量。

做法指导： 首先将鲜虾洗净，将虾头及身体分开待用；姜切片，以香油爆香，放入虾头，连同香油姜一起爆炒；另起一锅，倒入所需的米酒或水，加热至滚开待用；待虾头炒熟时，将滚开的米酒水倒入。最后用中大火熬煮 20~30 分钟，将虾身放入锅中 2~3 分钟，最后根据个人所需调味即可食用。

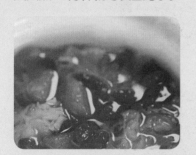
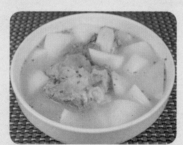
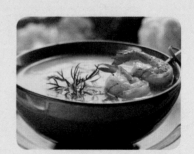

每日速查表

宝宝开始学会吃奶的时候容易睡觉，真是个调皮的小家伙！不过这可不是个好的现象，妈妈要尽量在宝宝吃奶的时候逗逗宝宝，让他能在最短的时间内吃完，不要将喂奶的时间拖得过长，这样对妈妈和宝宝的休息都不是好事情！

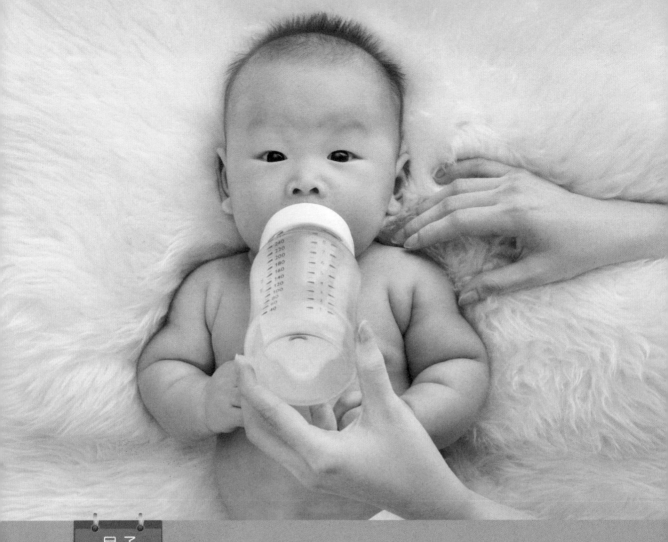

让妈妈的爱在奶嘴上延续

宝宝在妈妈怀中吃奶的时候，闻着宝宝淡淡的奶香，这是最让妈妈陶醉的时刻。谁都想成为天下最幸福的妈妈，可是由于一些特殊的原因，母乳喂养宝宝无法实现，有些妈妈迫不得已而选择配方奶粉喂养，这多少让新妈妈有点儿"不知所措"。没关系，妈妈的爱在奶嘴上也可以得到延续！

母乳喂养常见的几大困惑

困惑1：哪些妈妈不适合给宝宝喂母乳？

是否适合母乳喂养，应当从宝宝的营养、安全需要和妈妈的身体、心理承受等方面综合考虑。当妈妈患有下列疾病时，母乳喂养要谨慎：患有呼吸道疾病、急性传染病、乳房感染等急性病症或乳房手术未愈时，要等病好后才能给宝宝喂奶；患有活动性结核病、慢性迁延性肝炎、严重心脏病、肾脏病、严重贫血、恶性肿瘤、精神病等，一般不宜给宝宝喂母乳。

困惑2：哪些宝宝不适合吃母乳？

母乳对大部分宝宝来说都是最天然、最安全、最有营养的食物，但早产儿比较特殊，在喂母乳的同时应添加强化配方的早产儿奶粉。另外，也有一些宝宝吃母乳后腹泻严重，只能改喝配方奶。个别患有遗传代谢疾病的宝宝，对母乳中的某些成分不耐受，应在医生指导下改喂"治疗奶粉"。

困惑3：宝宝拒绝吸吮母乳时该怎么办呢？

产后倘若母乳不畅，奶水又少，宝宝吸起来就会很费力，有时宝宝吸得满头大汗也没吸到几口奶水，在这种情况下拒绝吸吮母乳也是正常的反应。此外，妈妈喂奶姿势不正确，让宝宝感到不舒服，也会让他拒绝母乳。解决的办法就是尽快找出原因，并及时改进。

困惑4：母乳不够宝宝吃时该怎么办呢？

宝宝若在吃了母乳后，仍哭闹、不睡觉，这说明母乳不充足，此时可以冲调适量的配方奶。不过，在进行混合喂养时，要坚持每次都给宝宝先喂母乳，吃不饱后再添加配方奶。

困惑5：乳房出现了炎症、皲裂等该如何哺乳？

如果只是乳房疼痛、乳管不通，应热敷，并继续哺乳；乳头皲裂不严重时，也可以继续哺乳，只是要加强乳头保护；如果乳头出现红肿、发热，可能患了乳腺炎，此时应暂停哺乳；乳头皲裂严重者，也应暂停哺乳。

科学冲调奶粉步骤分解

★ 冲调奶粉前的准备

1. 为了宝宝的安全卫生，妈妈要将自己的手清洗干净。
2. 把消毒好的奶嘴、奶瓶或杯子，以及奶粉准备好。
3. 煮沸并冷却到40℃左右的清洁饮用水。

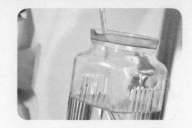

★科学冲调奶粉步骤图

以上事项准备好了，就照着以下冲调奶粉的科学方法，为宝宝冲调一杯好奶吧！

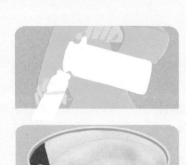

1. 将 40℃左右的清洁饮用水按照奶粉标签上的冲调标准倒入奶瓶或杯中。

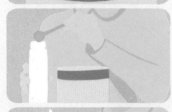

2. 选择优质奶粉。如何鉴别优质奶粉呢？取一勺奶粉置于白纸上，左右轻轻振摇，观察粉体，粉体均匀、松散、不结块方为优质奶粉。

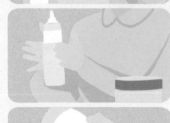

3. 在事先装好水的奶瓶或杯中加入适量奶粉。奶粉的冲调比例和用量非常重要，冲调出的浓度可能会影响蛋白质的溶解性。冲调时如果加入的水量过少，奶粉量过多，冲出的奶液浓度就会过高，这时奶粉就不易溶解。因此，请遵照奶粉标签上的冲调方法进行配制和冲调。

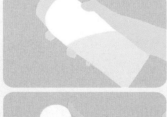

4. 妈妈可以将奶瓶放在两手之间来回搓动，使奶粉颗粒更好地分散在水中。

5. 为了让粉体更快完全溶解，妈妈还可以上下轻轻震摇奶瓶直至奶粉完全溶解。妈妈要避免采用大力摇晃奶瓶的方法来加快溶解，这样会造成奶液中充满气泡，容易造成宝宝呕奶、打嗝等现象。

6. 观察奶瓶或瓶底是否有挂壁及沉淀现象。奶粉完全溶解，宝宝才能吸收到全部营养。所以，妈妈冲奶时可别忘了这一步，看看瓶底有没有沉淀！好的奶粉瓶底是没有沉淀的。

只有按照科学的奶粉冲调方法，才能冲调出一杯富含均衡营养的好奶喔！为了让大家更简单记忆冲调要点，我们还汇编了科学冲调奶粉 7 字歌。

★科学冲调奶粉 7 字歌

科学冲奶有学问
清洁双手不可少
哺喂用具要消毒
先放温水后放奶
奶水用量须配比
粉体均匀不结块
双手轻搓散颗粒
上下震摇易溶解
泡沫消散真迅速
充分溶解无沉淀
均衡营养看得见

每日速查表

你知道吗？新生宝宝也会挑食，一般来说，宝宝出生后第一次吃什么奶，以后往往就喜欢吃什么奶。如果宝宝最初吃母乳，后期倘若改换牛奶、羊奶，就很难喂食，甚至宝宝出现哭闹着不吃，饿了也不肯吃的情况。当宝宝出现这些情况的时候，妈妈不要着急，要循序渐进地从少到多，慢慢培养宝宝吃配方奶习惯。

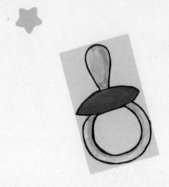

宝宝肠道稚嫩，消化吸收系统尚未完善，如果奶粉不溶解，就会影响宝宝对营养素的吸收，宝宝成长自然大打折扣。所以，我们建议妈妈可以选择粉体均匀、易溶解的优质奶粉。

相关链接：奶具消毒莫忽视

研究资料表明，喂食被细菌污染的奶是宝宝腹泻最常见的原因之一。所以，给宝宝冲调配方奶时，一定要有安全消毒的意识。调制奶粉的水一定是煮沸的清洁饮用水。凡是宝宝使用的奶瓶、奶嘴以及小勺、夹子等用具，使用后要先清洗后消毒，按要求严格操作。

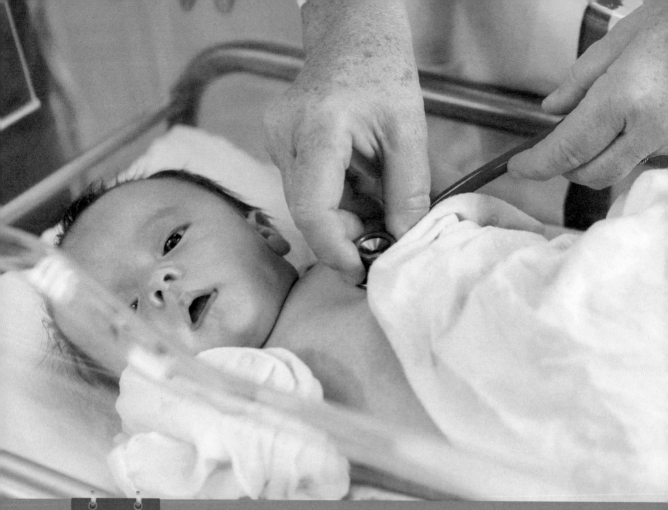

一些新生宝宝的常见疾病

　　面对这个软软的香香的小宝宝，你是否总担心照顾不周？面对可能出现的小宝宝身体上的异常现象，是否总担心自己会不知所措？

　　妈妈们不用过于紧张。趁着妈妈们精神不错，今天我们一起来学习，新生宝宝常见疾病的种类有哪些？症状分别有哪些？宝宝身体出现异常，你该怎样应对？只要了解一些常见病的知识，并做到细心观察，就能心中有数，防患于未然。

宝宝快要生病有哪些表现？

从出生到第 28 天的婴儿为新生儿，临床称为新生儿期。新生儿脱离母体后需要经历一系列重要的调整和复杂变化，才能适应新环境。由于新生儿各器官和组织发育不成熟，调节功能差，因此发病率是儿童期最高的。宝宝快要生病时主要有下列一些表现：

(1) 烦躁不安，特别爱哭闹，特别想被抱。

(2) 胃口改变，流口水，呕吐，食欲不佳。

(3) 脸色发白，口唇发紫，呼吸急促。

(4) 睡觉不安稳，活动能力减少。

(5) 大小便次数、性质、颜色改变。

(6) 皮肤发红、发痒、出疹。

(7) 咳嗽，也是一个生病的提示：婴幼儿呼吸道系统特殊的生理特点导致鼻腔、气管、肺部代偿能力低，气管腔相对狭窄，局部的黏液分泌少，纤毛运动不足，痰易堵塞气管，引起咳嗽、脸色发白、口唇发紫、呼吸急促。

(8) 发热，是宝宝生病的主要症状，体温是衡量宝宝疾病是否严重的症状指标。一般感染性疾病会导致宝宝体温逐步上升，我们需要考虑病情变化，及时带宝宝就医。

新生宝宝的常见病有哪些？

★发热

人体的正常温度是 36.5℃，宝宝的体温若超过 37.5℃，我们就"怀疑"宝宝发热了。宝宝发热了，父母都想尽各种办法来帮助宝宝退热。吃退热药？打点滴？冰敷？洗个温水澡？哪种方法才最适合宝宝呢？

其实"发热"是"症"不是"病"，只要了解原因、小心面对、正确处理就可以了！

感冒

不论是一般感冒还是流行性感冒，都是宝宝最常见的疾病，细菌或者病毒感染都有可能导致感冒。感冒症状不一，发热、食欲下降、肠胃不适、拉肚子、耳鼻喉等问题都有。一般情况下，医生会针对症状给予治疗药物，加上多休息与多喝水，通常 3~5 天就可以痊愈。但若照顾不当，并发中耳炎、脑炎、脑膜炎等，就会有高热的危险。

耳鼻喉发炎

耳鼻喉出现问题通常会有发炎、红肿现象的发生，属于一种病毒感染。症状多变，常见的有发热、咳嗽、流涕、喉咙红肿，导致宝宝常常不愿意进食等现象。

打预防针

因施打疫苗而有轻微发热。会出现较明显发热的通常是在注射白喉、百日咳、破伤风的疫苗后。若有身体不适或感冒则不适合带宝宝去打疫苗。注射预防针 72 小时内是发烧的观察期，若超过这个时间后仍有发热就不是因为疫苗而引起的了，家长要另外作判断。

穿太多

由这类原因所引起的发热通常是短暂而无危险，但确实是许多家长容易疏忽的。只要宝宝活动力和精神状况均佳，食欲也不错，那么宝宝身体有发热现象，可能只是穿得太多或室内温度太高了，只要改善现况，通常就不会再有过热的问题了。

其他病症

例如尿道感染，1 岁以下男女宝宝是高发人群。女宝宝通常是大便、尿片污染所致；男宝宝则是膀胱输尿管回流所致。除了容易发热至 38.5℃以上外，外观不易察觉。属细菌感染，所以就医通常给予抗生素的药物治疗，大约需要 2 周才可痊愈。

又例如脑炎、脑膜炎，6 个月至 3 岁的宝宝是该病的高危人群。最典型也最受威胁的症状就是容易发热至 39℃以上，伴随精神倦怠、眼神呆滞、食欲欠佳，甚至有抽筋现象出现。尽快就医是唯一的解决方法，目前唯一的检查方法是抽脊髓。脑膜炎住院的话需要以抗生素来治疗，需要 2~3 周才能痊愈。

总之，如果没有伴随其他症状，可能只是宝宝的体温控制中枢失去平衡；若有发热以外症状出现，就可能是疾病的原因，家长不可忽视。家长应该在适当的时候，选择适合的退热方法，进行科学的护理，让宝宝尽快退热，并及时带宝宝们就医。

不同的温度，降温的方式不一样！

测量的体温计不能放在宝宝的口里，只能在腋下或肛门处测量。在量体温之前，先将体温计中的水银柱甩到 35℃以下，然后把体温计夹在宝宝腋下，体温表要紧贴宝宝皮肤，不要隔着衣服。由家长扶着宝宝的手臂约 10 分钟，取出观察体温计上的度数。当然可以使用方便、安全的电子体温计。

体温 37~38℃时：不必着急退热

发热本身有帮助杀菌及提升抵抗力的作用，所以不太高温的发热是不必急着退热的。盲目退热往往引发很多不良反应，如退热快、出汗多，易导致虚脱、循环系统等问题。

体温 38~38.5℃时：全身温水拭浴或泡澡、多喝水

将宝宝衣物解开，用温水（37℃左右）毛巾搓揉全身或洗澡，如此可使宝宝皮肤的血管扩张，将体热散出；另外水汽由体表蒸发时，也会吸收体热。每次泡澡 10~15 分钟，4~6 小时一次。多给宝宝喝水，有助发汗，此外水有调节温度的功能，可使体温下降，及时补充体内流失的水分。

体温 38.5℃以上时：考虑使用退热药

当宝宝体温在 38.5℃以上时才开始考虑使用退热药，而且每次服药中间一定要间隔 4~6 小时。常用退热药包含水剂、栓剂和针剂。

新生儿期慎用退热药，一定要在医生指导下才可以服用。

不同的退热药最好不要随意互相并用，因为剂量不好控制，还是单独使用比较安全。还有，也不可自行增加使用次数或将剂量增加。

体温 39℃以上时：尽快就医

此时宝宝已经出现了严重高热，爸爸妈妈们不要再犹豫了，尽快就医是唯一的办法。

★ 腹泻与便秘

宝宝消化不是很好，拉稀水大便，有泡沫颗粒，是否是牛奶蛋白过敏？宝宝最近大便的次数不多，每次小脸憋得红彤彤的，还可以继续喝奶粉吗？

宝宝的粪便正常与否成为了每一位父母关心的头等大事。但是，怎样才算大便正常呢？婴儿粪便中约 80% 是水分，其余为食物残渣，包括一定量的中性脂肪、脂肪酸、未完全消化的蛋白质、碳水化合物和钙盐等矿物质，可有少量黏液，大便稀软，呈糊状。

对婴儿粪便的观察要注意色泽、量的多少、粪便的内容、含水分的多少、每日的排便次数，当然还得闻闻气味。

母乳喂养的宝宝粪便酸味重，但不臭，呈黄色或金黄色，有时带微绿色。奶粉喂养的宝宝粪便因牛奶含蛋白质较多，分解的产物臭味重，色略淡，呈淡黄色或土灰色，绿便少见。

除了颜色之外，大便次数也是父母特别关心的。母乳喂养的宝宝每日大便次数为 2~8 次，通常较奶粉喂养的宝宝多。奶粉喂养的宝宝一般每天的大便次数为 1~2 次，而且成形，质硬。

若宝宝的大便色泽与含水量等异常，且次数少于平均水平，我们会"怀疑"便秘，若多于平均水平，我们会"怀疑"腹泻。

黄金便便

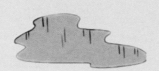

水样便便

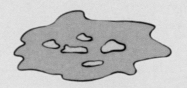

蛋花状便便

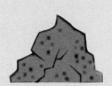

石头便便

若因母乳量不足所致的便秘，常有体重不增、食后啼哭等症状。对于这种便秘，只要增加乳量，症状随即缓解。奶粉喂养的宝宝更易发生便秘，这多半是因为牛奶中酪蛋白含量过多，因而使大便干燥坚硬。这种情况出现时可减少奶粉摄入量，并适当增加果汁和水分的摄入。妈妈们还可以有意识地训练宝宝定时排便的习惯。因进食后肠蠕动加快，常会出现便意，故一般宜选择在进食后让宝宝排便，建立起排便的条件反射，就能起到事半功倍的效果。以上方法处理仍不见效的，可以采用开塞露通便。开塞露主要含有甘油和山梨醇，能刺激肠道，起到通便作用。使用时要注意，开塞露注入肛门内以后，父母应用手将两侧臀部夹紧，让开塞露液体在肠子里保留一会儿，再让孩子排便，效果才好。在家庭中也可用肥皂头塞入宝宝肛门内，同样具有通便作用。适当地按摩宝宝肛门口，能引起生理反射，促进宝宝排便。切忌滥用中药治疗，尤其切忌滥用泻药，药物应在医生指导下使用。

腹泻是大便次数增加或大便性质改变，特别是水分含量明显增加，粪质与水分离，水多粪质少或似稀蛋汤样。需要结合宝宝的喂养方法、精神、食欲、平时的消化吸收情况、有无不合理或不洁饮食史等加以分析，再考虑有无必要采取相应措施。

需要说明的是，母乳和配方奶粉喂养的婴儿如果每日大便次数多，但宝宝精神和食欲好，长得也好，这说明它们的营养成分好，完全满足了宝宝生长发育的需要，把多余的部分排出去，这属于正常现象，妈妈们完全不必担心。

宝宝发生腹泻时，通常需要判断是由于牛奶或食物过敏还是感染引起的腹泻，可观察宝宝的皮肤是否出现红疹、湿疹或风疹之类的情况，以及家人是否有过敏病例。若宝宝腹泻情况比较严重，大便稀水，有泡沫颗粒，体重减轻，初步考虑宝宝有可能是属于奶蛋白过敏。

这种情况之下，宝宝暂不宜继续喝奶粉，必要时去医院进行致敏原的测试，宜换完全水解蛋白奶粉调理。如果宝宝体质逐步调理好，免疫系统也逐渐成熟，过敏症状会有改善，再考虑尝试部分水解蛋白奶粉。

★ 呼吸道疾病

宝宝高热39℃，咳嗽、气喘、不吃东西，看着小面发红，精神不振的样子，妈妈好心痛，该怎么办？

呼吸道是与外界相通的器官，每时每刻都在与周围的空气进行着气体的交换，吸入氧气，排出二氧化碳。空气中的一些微生物如细菌、病毒就会随着呼吸进入呼吸道。宝宝的机体的保护机制比较弱，一旦机体抵抗力下降，平衡被打破，宝宝就会生病，往往早期表现为上呼吸道感染即"上感"或气管炎，如治疗不当或身体抵抗力差时，病变就会往下发展，成为肺炎。

家长可随时注意宝宝的一些情况，如发热、咳、喘、饮食等，争取做到早发现，早治疗。鉴别肺炎、感冒、支气管炎引起的咳、喘并不太难，可从以下几点入手：

(1) 测体温

肺炎大多发热，温度多在 38℃ 以上，并持续 2~3 天以上不退，如用退热药只能暂时退一会儿。感冒也发热，但以 38℃ 以下为多，持续时间较短，用退热药效果也较明显。

(2) 看咳嗽时呼吸是否困难

肺炎大多有咳嗽或喘，且程度较重，常引起呼吸困难。呼吸困难表现为憋气，两侧鼻翼一张一合，口唇发紫，提示病情严重，切不可拖延。感冒和支气管炎引起的咳嗽或喘一般较轻，不会引起呼吸困难。

(3) 看精神状态

宝宝感冒时，一般精神状态较好，能玩。患肺炎的宝宝，精神状态不佳，常烦躁、哭闹不安，或昏睡，抽风等。

(4) 看饮食

宝宝感冒，饮食尚正常，或吃奶减少。宝宝患肺炎时，饮食显著下降、不吃东西，不吃奶，常因憋气而哭闹不安。

(5) 看睡眠

宝宝感冒时，睡眠尚正常。但患肺炎后，多睡易醒，爱哭闹，夜里有呼吸困难加重的趋势。

(6) 听孩子的胸部

由于宝宝的胸壁薄，有时不用听诊器用耳朵听也能听到水泡音，所以父母可以在孩子安静或睡着时，在孩子的脊柱两侧胸壁仔细倾听；患肺炎的宝宝在吸气末期会听到"咕噜""咕噜"般的声音，称之为细小水泡音，这是肺部发炎的重要体征。感冒一般不会有此种声音。

经过上述方法，如果出现其中大部分情况，即应怀疑宝宝得了肺炎，应及早到医院就医。

相关链接：家庭预防呼吸道疾病注意事项

(1) 注意卫生，保持室内空气新鲜。带宝宝外出应随时增减衣服，防止着凉。

(2) 感冒流行期间勿带宝宝去公共场所，防止交叉感染。

(3) 哺乳期的妈妈饮食宜清淡富有营养，多食新鲜水果和蔬菜。

(4) 冬季来临前，及时给宝宝注射预防肺炎的疫苗，预防效果才是最好的。

(5) 若宝宝患上呼吸道疾病，发生呛奶时要及时清除鼻孔内的乳汁。不可以马上给宝宝进食含有过多的蛋白质的食物，以免出现消化不良，腹泻，过敏等情况。

★吐奶

宝宝吐奶是常见的问题，应区别溢奶和喷奶的现象。一个月以下宝宝，常常有吐奶现象。这是因为食管到胃的交界处有一括约肌（贲门），通常关闭，只有在食物进入胃中时会打开，目的是控制食物不反流至食管，但是新生儿的贲门括约肌尚未发育完全，所以食物容易回流到食管，造成吐奶。宝宝喝完奶后，将从嘴角流出少量奶水，称为溢奶，属于正常现象。若奶量很多甚至是喷射状，称为喷奶，一般属于咽喉疾病的表征。

改善宝宝吐奶的方法有：

（1）少量多餐，注意宝宝大便和体重的变化，如果宝宝体重下降，有可能是先天性幽门肥厚，需要手术治疗。

（2）每次喂奶后，把宝宝抱直排气。把宝宝的头靠在妈妈的肩膀上竖立轻拍宝宝背部，排出宝宝吃奶时吸进的空气。

（3）如果吃完奶不久宝宝就睡着了，那么尽量让宝宝侧卧位睡觉，这样即便是吐奶也不会呛着宝宝。

温馨提示

孩子吐奶后的精神状态和身体状态是需要我们多加留意的。在呕吐得到缓解后，如果宝宝还是出现精神不振、只想睡觉、情绪不安、无法入睡、发热、肚子胀等现象，则可能是生病了，应该尽快看医生。

（4）奶嘴有可能不太合适，没有排气孔，宝宝在吃奶瓶的时候吸入过多的空气就会吐奶，可以换适合宝宝年龄段的奶嘴。

（5）喂食后避免任意摇动宝宝。

★湿疹

很多妈妈发现，宝宝的皮肤出现疹子，不知道是属于什么问题，其实宝宝出现皮肤过敏的原因有很多，常见的有婴儿湿疹。

婴儿湿疹就是一种常见的由多种内外因素引起的表皮及真皮浅层的炎症性皮肤病，常常呈对称性分布，大多发生于宝宝的面颊、额头、眉间和头部，以及皮肤皱褶处，有时也可累及宝宝的躯干和四肢。几日后，丘疹会转变为小点状的水疱，水疱破溃后可有液体渗出，症状严重时还可出现局部皮肤糜烂，甚至继发感染。

发病原因，可能是宝宝本身具有的过敏性体质，这在湿疹的发病中起主导作用，也可能是饮食、吸入物、气候、接触过敏物等因素。其中蛋白质、牛奶、花粉、尘螨和接触化学物品等，是宝宝湿疹最常见的诱因。

如果宝宝出现了湿疹，要避免有刺激性的物质接触宝宝皮肤，不要用碱性肥皂洗患处，也不要用过烫的水洗患处，衣服要穿得宽松些，以全棉织品为好，药膏涂抹得要稀薄；母亲在母乳喂养期间要忌吃鱼、虾、蟹、鸡蛋以及辛辣的食物，同时还要避免饮酒，不要涂化妆品；室温不宜过高，否则会使湿疹痒感加重。一般情况下，宝宝基本不会出现不良影响。

温馨提示

家长们还应注意，婴儿湿疹与婴儿特应性皮炎、婴儿脂溢性皮炎等疾病的很多症状都相似，所以，婴儿的皮肤上一旦出现了红斑丘疹，父母都要带宝宝及时到医院就诊，以免一律按照湿疹处理而贻误了病情。

★惊厥

惊厥俗称"抽风"，是新生儿常见的症状，早产宝宝更为多见。惊厥的发作持续时间较短，动作较小，又由于许多新生宝宝被包得严严实实，因此如不仔细观察很难发现抽搐的动作。宝宝惊厥有多种表现形式，可以是面部小肌肉的抽动，表现为眼睛的斜视、眼睑和面部小肌肉的抽动，或表现为嘴部类似吸吮的动作，也可以有一个肢体、一侧肢体或双侧肢体抽动。总之表现形式多种多样，有时特别是局部小的抽搐与宝宝的正常动作不易区别。大部分是危重疾病的一种表现。一旦宝宝出现惊厥，应立即送到医院做进一步的检查和治疗。

温馨提示

宝宝严重惊厥时，常伴有短时间的面色发白或青紫，有时可同时伴有口吐白沫，大部分同时伴有短时间的意识丧失，表现为失神、瞪眼或斜视等，或多或少会伴有神志、面色、肌张力等等的改变，仔细观察不难识别。

每日速查表

妈妈们对于宝宝的健康不用过分担心，宝宝的适应能力有可能超出妈妈们的想象喔！细心的护理是预防新生宝宝生病的关键。这是月子里照顾小宝宝的"重中之重"。提醒各位父母应该注意：①尽量母乳喂养。母乳喂养是哺育孩子最自然的方式。②保证室温适宜。新生儿的体温中枢还不健全，过冷和过热都容易生病。室内温度能让宝宝腋下体温保持在36~37℃就比较理想。冬季最好能控制在20~24℃，夏季保持在26~28℃，湿度50%~60%为好。③预防感染。在保证室温的情况下，定时开窗换气。接触和护理新生宝宝时预先洗手。④每天要有和宝宝接触的时间。妈妈的气味、体温、声音都能让宝宝感到安全，交流的方式有抚触、和宝宝说话、和宝宝一起听音乐、和给宝宝做被动操等。

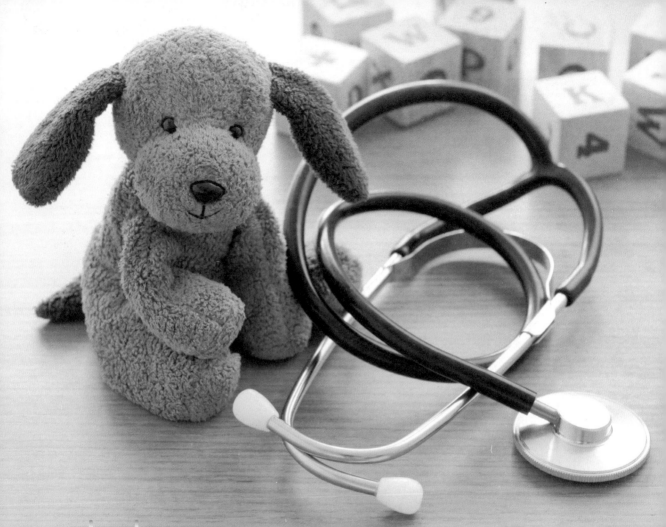

整理宝宝的常用药箱

　　妈妈们的精神状况越来越好，在身体允许的情况下，我们不妨来整理下宝宝的常用药箱，了解一些新生宝宝的常用药物及其用途、用法，给宝宝用药时该注意的问题，为宝宝喂药时的一些技巧。了解了这些知识后，一旦宝宝出现了异常的状况，妈妈就可以从容应对。

新生宝宝常用药物大盘点

婴儿散

功能主治：健脾、消食、止泻。用于脾胃气虚而致消化不良，形体消瘦，面色无华，食欲减退，脘腹痞闷，便溏或腹泻等症。

注意事项：忌食生冷、油腻及不易消化食物。患外感病者不宜服用。

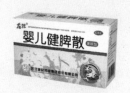

开奶茶

功能主治：祛湿解毒、祛风镇惊。用于宝宝肚痛腹胀、湿热便秘、皮肤过敏、烦躁易哭、睡不安宁及因奶粉引起的问题，温和调理宝宝肠胃、清热解毒、疏风消滞，通利二便。

注意事项：开调后未经饮用之开奶茶，请存放于冰箱内，并在开调后 24 小时内饮用。如出现过敏或不适症状，请立即停止服用及咨询医生。

七星茶

功能主治：当宝宝上火时，可引致烦躁易哭，夜睡不宁及食欲不振等情况。七星茶助开胃消滞，清热宁神，帮助改善宝宝睡眠。

注意事项：开调后未经饮用的七星茶，请存放于冰箱内，并在开调后 24 小时内饮用。

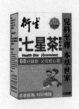

保和丸

功能主治：消食、导滞、和胃。用于食积停滞，脘腹胀满，嗳腐吞酸，不欲饮食。

护臀霜

功能主治：① 能在皮肤表面形成保护膜，避免尿液直接刺激肌肤，预防尿疹发生以及因尿液刺激而导致的发炎。② 舒缓尿疹引起的发红与刺痒，使宝宝的肌肤恢复柔滑。③ 含特殊滋润成分，轻柔呵护娇嫩的皮肤，使之柔润光滑。④ 与宝宝肌肤相近的 PH 值，保持肌肤健康幼嫩。

注意事项：每次替宝宝换尿布时，在宝宝臀部涂抹适量的护臀霜。若尿疹超过 7 天，应咨询医生。

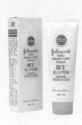

氧化锌软膏

功能主治：对皮肤有弱收敛、滋润和保护作用，又有吸湿及干燥功能，

用于急性、亚急性或慢性皮炎和湿疹。

注意事项：① 避免接触眼睛和其他黏膜（如口、鼻等）。② 用药部位如有烧灼感、红肿等情况应停药，并将局部药物洗净，必要时咨询医师。③ 对本品过敏者禁用，过敏体质者慎用。④ 本品性状发生改变时禁止使用。⑤ 请将本品放在儿童不能接触的地方。⑥ 儿童必须在成人监护下使用。⑦ 如正在使用其他药品，使用本品前请咨询医师或药师。

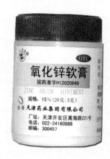

妈咪爱

功能主治：消化不良、食欲不振、营养不良，肠道菌群失调引起的腹泻、便秘、腹胀、肠道内异常发酵，肠炎，使用抗生素引起的肠黏膜损伤等症。

注意事项：用低于40℃的温水冲服，可跟牛奶、奶粉、果汁一起冲服，也可跟辅食一起服用，还可直接服用。① 冲服时的水温不得超过40℃。② 小于3岁的婴幼儿，不宜直接服用；直接服用时，注意避免呛咳。③ 当本品性状发生改变时禁用。④ 儿童必须在成人监护下使用。⑤ 请将此药品放在儿童不能接触的地方。⑥ 对本品过敏者禁用，过敏体质者慎用。

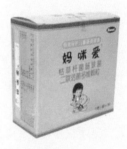

金双歧

功能主治：用于治疗肠道菌群失调引起的腹泻、慢性腹泻及便秘。

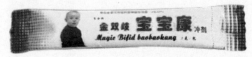

思密达

功能主治：主要用于儿童急性腹泻，此外还可治疗胃食管反流、食管炎、胃炎、结肠炎及肠道菌群失调症。

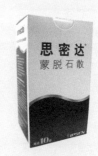

茵栀黄颗粒

功能主治：清热解毒，利湿退黄。有退黄疸和降低谷丙转氨酶的作用。用于湿热毒邪内蕴所致急性、慢性肝炎。也可用于重症肝炎的综合治疗。

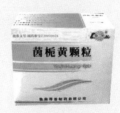

艾畅

功能主治：用于婴幼儿由感冒、花粉症或上呼吸道过敏引起的鼻塞、流涕、咳嗽等症状的对症治疗。

注意事项：避免服用其他拟肾上腺素、降压药、抗抑郁药及镇静药。心脏病、高血压、糖尿病、抑郁症、甲亢、青光眼、哮喘患者及对麻黄碱药理作用敏感者不宜服用。

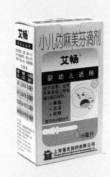

保婴丹

功能主治：宝宝感冒，因风寒袭表、入里化热所致发热恶寒、打喷嚏、流涕、咳嗽有痰及不思饮食、夜啼易惊等症。

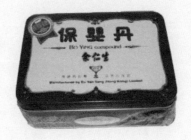

给宝宝喂药的常见误区

"用药找医生，服药靠父母"，在医生开药后，父母正确给宝宝服药，才能使得宝宝尽快康复，身体强壮起来。但婴幼儿服药不同于成年人，吞咽能力差，又不懂事，喂药时很难与大人配合。为了让孩子服下药物，家长常采用一些错误的方法，殊不知有时可能导致严重的后果，所以掌握正确的服药方法是十分重要的。

★ 误区一：让宝宝躺着服药

原因：躺着服药时，饮水往往较少，可使药片在食管内停留长达2个小时而无感觉，最常见的停留部位是食管下部。如在夜间吞服药品，由于唾液分泌少，食管的蠕动减慢，即使饮用大量的水，也难以冲走，由此而引起药物性食管炎、食管溃疡者并不少见。

正确的做法：① 让宝宝躺在你的肘弯里，用浴巾或者小被子裹住他。这样宝宝会感到很安全，同时手也不会乱舞，干扰你的操作。② 让宝宝躺在躺椅里，用枕头或者毛巾把头略微垫高。

★ 误区二：没有依照指示在吃药前摇匀糖浆

原因：一些糖浆类的药物是把各种成分混合在一起，放一段时间药物会沉淀，不摇均会导致药水的上2/3浓度低，而下1/3浓度高，服药达不到有效作用。这一点对于混悬液制剂尤为重要。

正确的做法：糖浆类的药物在服用前一定要摇匀，倒入量杯，按照具体的毫升数让宝宝服下。干糖浆和冲剂服药尽量用温开水送服。

★ 误区三：捏住宝宝的鼻子强行喂药

原因：宝宝容易将药物呛入呼吸道而引起窒息。

急救措施：一旦发生这种情况，应当立即双手环抱宝宝腹部，使之背紧贴你的腹部，用力挤压患儿腹部，同时使之弯腰，反复几次，以排除气道内异物。如果无效，立即送医院。

★ 误区四：任意加大或减小药量

原因：家长是宝宝用药的执行者，有些家长求愈心切，认为加大用药剂量能使病症早日获愈，便盲目给宝宝加大服药剂量，也有些家长给宝宝重复用药或同时用多种药物。其实，服用药物的剂量越大，其毒副作用也越大，甚至会导致宝宝发生急性或蓄积性药物中毒。有些家长则过于谨慎，害怕宝宝服药后出现副作用，便随意减少服药剂量，殊不知，药物剂量过小，在人体内达不到有效浓度，就不可能发挥最佳疗效；有些家长给宝宝服药随意性很大，想起就服，忘了也无所谓，结果不但治病效果欠佳，而且还容易引起细菌产生耐药性和抗药性；还有些家长在给宝宝治病时耐不住性子，一种药物才用几天，甚至几次，因见不到明显效果，便认为该药效果不好，于是频繁更换药物，其实，频繁更换药物不仅难以获得应有的效果，而且还会使机体产生耐药性和不良反应，使治疗更趋复杂化。

正确的做法：一定要按照医嘱服药。

★误区五：打针比吃药效果好

原因：觉得打针会比吃药好得快，这种认识是不够正确的。从药物被吸收到发挥作用的速度来看，打针确实比吃药见效快，但并不是所有的病都需要通过打针治疗。有的病打针反而不如吃药来的有效。如一些消化道疾病采用口服给药，胃肠道局部药物浓度高，治疗效果好；对一般的

伤风感冒等没必要打针，即使打针，效果也不一定好；而对一些只能口服不能注射的药，当然就更不用去受打针的痛苦和麻烦了。

正确的做法：打针和吃药都是治病的一种手段，究竟采取哪种方法治疗为好，应由医生根据药物的类型、疾病的性质和病情来选择。

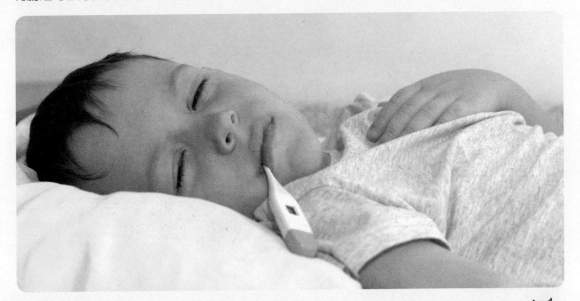

每日速查表

宝宝的小鼻子开始管事了，能够辨别不同的气味，比如嗅到某种刺鼻的怪味，就能做出各种不安的面部表情，不规则的深呼吸，脉搏也会加快，并尽力躲开臭味。

宝宝每天便便的次数和时间也开始变得有规律起来，妈妈们要学会从便便中了解宝宝的健康情况啊！

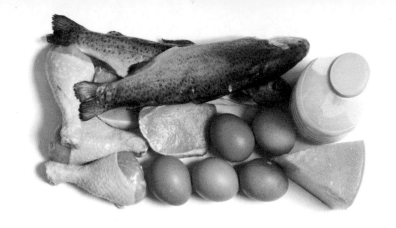

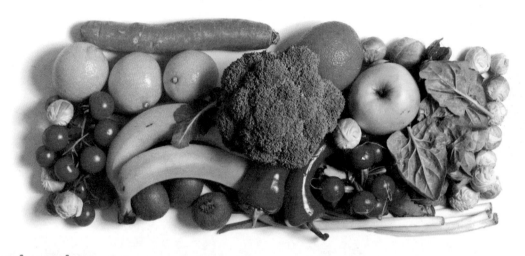

制定妈妈第 4 周的餐单

来到产后第 4 周，伴随着身体的日渐恢复，你是不是已经逐渐适应了日常的生活呢？天气适宜时，妈妈们可以带着宝宝走出房间，到阳台上呼吸一些新鲜空气，感受一下自然界的清爽，这对宝宝和妈妈的健康大有好处。

在接下来的 1 周里，你在饮食方面应着重注意哪些方面呢？科学营养的菜谱都有哪些？"月子妈妈"在饮食方面还有哪些误区？我们一起来讨论下！

月子里，根据体质来饮食

寒性体质

特性： 面色苍白，怕冷或四肢冰冷，口淡不渴，大便稀软，尿频量多色淡，痰涎清，涕清稀，舌苔白，易感冒。

适用食物： 这种体质的产妇肠胃虚寒、手脚冰冷、气血循环不良，应吃较为温补的食物，如麻油鸡、烧酒鸡、四物汤或十全大补汤等，原则上不能吃得太油腻，以免腹泻。食用温补的食物或药补可促进血液循环，达到气血双补的目的，而且筋骨较强健，腰背也较不会酸痛。

忌食： 寒凉蔬果，如西瓜、木瓜、葡萄柚、柚子、梨、杨桃、橘子、香瓜、哈密瓜等。

宜食： 荔枝、龙眼、苹果、草莓、樱桃、葡萄。

热性体质

特性： 面红目赤，怕热，四肢或手足心热，口干或口苦，大便干硬或便秘，痰涕黄稠，尿量少色黄赤味臭，舌苔黄或干，舌质红赤，口腔易破，皮肤易长痘疮或痔疮等症。

适用食物： 不宜多吃麻油鸡。宜用食物来滋补，例如山药鸡、黑糯米、鱼汤、排骨汤等，蔬菜类可选丝瓜、冬瓜、莲藕等较为降火，或吃青菜豆腐汤，以降低火气。腰酸的人用杜仲猪腰汤即可，这样不会上火。

不宜多吃： 荔枝、龙眼、苹果。

少量吃些： 柳橙、草莓、樱桃、葡萄。

中性体质

特性： 不热不寒，不特别口干，无特殊常发作之疾病。

适用食物： 饮食上较容易选择，可以食补与药补交叉进行，没有什么特别问题。如果补了之后口干、口苦或长痘痘，就停一下药补，吃些降火的蔬菜，也可喝一小杯不冰的纯柳橙汁或纯葡萄汁。

产后第 4 周的饮食之道

★食补关键

刺激肠道蠕动，有效增进食欲，避免产生消化不良，比如胀气，便秘等。

★对症饮食

经过前 3 周家人的悉心呵护和饮食方面的科学调理，妈妈们的身体已经渐渐恢复，这一阶段妈妈们的饮食应以有利消化、防止便秘为主。坐月子不一定总吃一些"精细东西"，平时的家常粗粮，不仅能为妈妈提供丰富的营养、促进身体复原，还能预防产后便秘。

★推荐食物

莲藕：含有大量的淀粉、维生素和矿物质，营养丰富，清淡爽口，是祛淤生新的佳蔬良药，能健脾益胃，润燥养阴，行血化淤，清热生乳。

食用菌：银耳、黑木耳、香菇、猴头菇等食用菌类，含丰富的纤维素，是天然的生物反应调节剂，对提高免疫功能有帮助。

黄豆芽：含有大量蛋白质、维生素 C、纤维素等。蛋白质是生长组织细胞的主要原料，能帮助新妈妈恢复分娩时受损的组织。

蔬菜水果中的纤维素和果胶可以帮助妈妈增进食欲，同时可防止便秘的发生，还能吸收肠道中的有害物质，促进毒素排出。如清炒蔬菜、蔬菜汤、新鲜果汁、温性水果宜多吃一些。

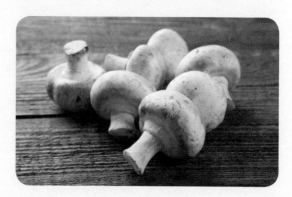

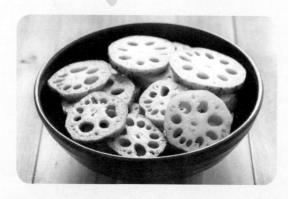

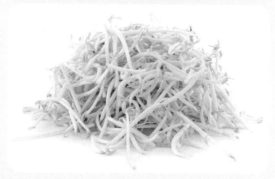

★ 餐单推荐

黑木耳排骨煲

原料准备： 排骨 200~300 克，山药 50 克，黑木耳 2 朵，麻油爆姜 15 克，黑麻油 30 毫升，米酒水 600 毫升。

做法指导： 首先将黑木耳用温水泡软，沥干备用；山药洗净，切丁备用；排骨于开水中汆烫，沥干后备用；将黑麻油加热，然后放入麻油爆姜；再将黑木耳、山药、排骨、米酒水一同放入锅内煮沸，转小火加盖炖 45 分钟即可。

营养功效： 黑木耳能促进新陈代谢，清洁血管，同时有补肾强身的作用；山药含有多种营养素、丰富的淀粉、蛋白质以及胆碱等成分，能够提供给人体大量的黏液蛋白质，有强健机体的保健作用。

鲜藕瘦肉丝

原料准备： 莲藕 100 克，瘦肉 25 克，水淀粉、酱油、精盐、葱花、食用油等适量。

做法指导： 先将切好的瘦肉放入碗中，加入适量水淀粉、精盐、酱油等腌 5 分钟；然后将莲藕用清水洗净，切成长条状；起油锅，用小火将腌好的瘦肉炒至四分熟，盛入碗中；最后放入切好的莲藕，旺火翻炒，待半熟后加入炒过的瘦肉和精盐继续翻炒。注意在起锅前加入葱花。

营养功效： 莲藕中富含维生素 C、植物纤维、维生素 B_1、维生素 B_{12}、维生素 E、铁、钙等营养成分，在块茎类食物中，莲藕含铁量较高，可以有效地预防贫血。

营养五谷饭

原料准备： 大米、糯米各 10 克，小米、燕麦片、玉米片各 5 克，米酒水适量。

做法指导： 首先将各种食材洗净，泡水 2 个小时；然后把食材上的水分完全沥干，加入米酒水浸没材料（比一般煮饭方式多加半杯米量），移入锅内煮熟即可。依据个人口味和食量可自行调节用量。

营养功效： 谷类富含丰富的维生素、矿物质和微量元素，可以平衡妈妈的营养。另外，其中大量的纤维素可以调节胃肠的消化吸收功能，消食开胃，防止便秘。

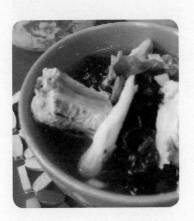

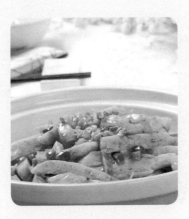

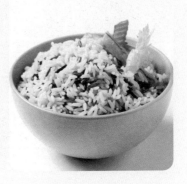

月子妈妈走出几大饮食误区

误区1：高蛋白多多益善

正解：蛋白质充足不过量，保证均衡营养

民间认为，产后气血大亏，需要大补大养。因此，主张坐月子应该吃得越多越好，而且多半是鸡鸭鱼肉蛋和甜食……其实，这样做并不科学，产褥期的妈妈比平时多吃些鱼禽肉蛋奶等食品，以补充优质蛋白质，这是非常必要的，既有助于体力的恢复，又有利于乳汁的分泌，促进宝宝的生长发育。但是，蛋白质并非越多越好。蛋白质过多不但会加重胃肠道负担，还会引起消化不良，诱发其他营养缺乏，引起多种疾病。另外，过量的食物也是造成肥胖的原因。

建议：妈妈每天吃鸡蛋2~3个（最多不要超过6个），鱼禽肉类200克，奶及奶制品250~500毫升，豆制品50~100克，蛋白质就足够了，再吃些其他食物，如粮谷、蔬菜等，营养就更全面了。

误区2：不能吃蔬菜和水果

正解：摄入足够的新鲜蔬菜和水果

民间流传着产后不能吃生冷或凉性食物，认为蔬菜水果都是凉性的，因此，许多妈妈在坐月子时不吃蔬菜水果。其实，这种顾虑是多余的。新鲜蔬菜水果含有多种维生素、矿物质、纤维素、果胶、有机酸等成分，可增进食欲，增加肠蠕动，防止便秘，促进乳汁分泌，是妈妈们不可缺少的食物。妈妈们在分娩过程中体力消耗大，腹部肌肉松弛，加上卧床时间长，运动量减少，使得肠蠕动变慢，"排便肌"无力，极容易发生便秘。如果再禁食蔬菜水果，不仅会引发便秘、痔疮等疾病，还会造成微量元素的缺乏。

建议：妈妈们每天吃蔬菜500克，水果200~300克，要选择有色蔬菜，尤其是绿色蔬菜。

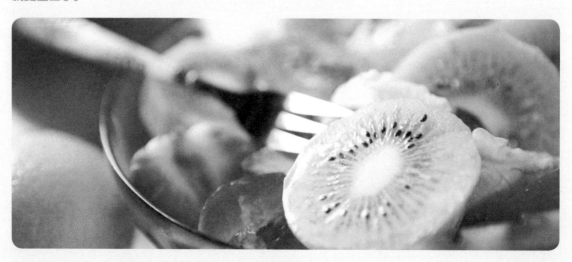

误区 3：汤比肉更有营养

正解：肉比汤的营养更丰富，汤和肉应一起吃

从营养学讲，鸡汤、鱼汤、肉汤等汤类不仅味道鲜美，还能刺激胃液分泌，帮助消化，尤其是汤中还含有一定量的可溶性氨基酸、维生素和矿物质等营养成分。从生理上讲，妈妈们的基础代谢比一般人高，容易出汗，又要分泌乳汁哺育宝宝，所以，需水量比一般人高，妈妈们多喝一些汤是有益的。但是，不要错误地理解"汤比肉更有营养"，只喝汤不吃肉的做法是不科学的。因为蛋白质、维生素、矿物质等营养物质主要存在于肉中，溶解在汤里的只有少数，肉比汤的营养要丰富得多。

建议：肉和汤一起吃，既保证获得充足营养，又能促进乳汁分泌。

误区 4：喝骨头汤补钙最好

正解：奶类是最佳补钙食品

妈妈们在产后担负着分泌乳汁、哺育宝宝的重任，对钙的需求量往往较大。若膳食中钙供给不足，母体就会动用自身骨骼中的钙，以满足乳汁分泌的需要。这样一来，造成了骨质疏松，对产褥期乃至今后的健康将带来不利影响。有人认为，产后要补钙，最佳的办法就是多喝骨头汤。其实，骨头汤中虽然含有钙，但量不多。补钙的最佳食品是奶和奶制品，不仅含钙多，吸收率也高，是天然钙的极好来源。

建议：妈妈们每天应喝 250~500 毫升牛奶，并多食含钙丰富的食品，如小虾皮、小鱼（连骨吃）、芝麻酱、豆腐等，以达到补钙的目的。

误区 5：喝牛奶和吃鸡蛋补铁

正解：动物肝脏、动物血、瘦肉类是含铁丰富且利用率高的食品

民间常说的"贫血"，大部分是由缺铁引起的。产后的妈妈们对铁需要量大，容易发生缺铁性贫血。有人认为，多吃鸡蛋、多喝牛奶就可以纠正贫血。其实，这是不正确的。虽然牛奶含蛋白质、钙等很丰富，是一种营养较为全面的食物，但含铁却很少，是一种"贫铁食品"。鸡蛋中含铁略高，但由于蛋黄中含卵黄高磷蛋白，会干扰铁的吸收。因此，仅吃鸡蛋、喝牛奶是不能纠正贫血的。

建议：妈妈们应多吃瘦肉、动物肝脏和动物血，同时补充维生素 C，以促进铁的吸收。

每日速查表

妈妈的体力正在恢复之中，保证充足的睡眠仍然很重要。妈妈们可以逐渐恢复平时的起居习惯，但不可过度劳累，以免影响乳汁的正常分泌。每天的睡眠时间应保持在 10 个小时左右即可。

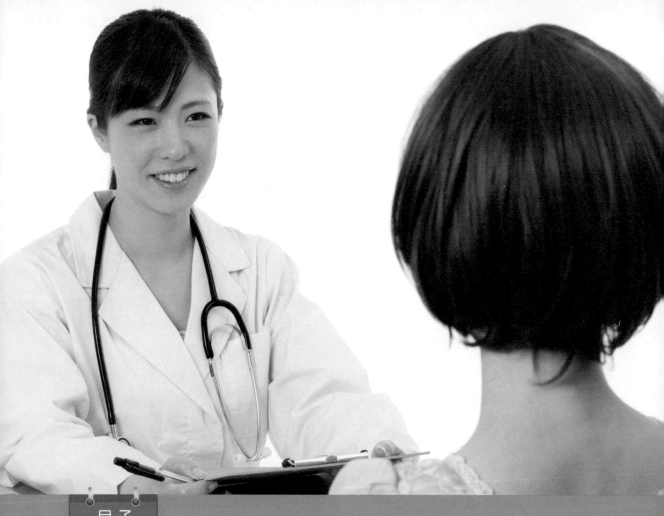

避免一些月子护理误区

　　妈妈关心孩子总是大于关爱自己，坐月子至今，相信很多妈妈都已经成为了育儿的高手。然而，在护理自己的方面，是否陷入了一些误区呢？早早就穿上塑身内衣？长久看书或上网？相关调查资料显示，很多坐月子妈妈对自己的身体康复护理存在着不正确的做法，仔细看看接下来的这个章节的内容，就知道这些不正确的做法对妈妈的健康有很大影响！

月子妈妈护理须避免几大误区

★ 关于穿着

误区 1：早早就穿上塑身内衣

产后 1 个月内，妈妈们会排出恶露及较多的分泌物，同时出汗也较多。有些妈妈还没有出月子就开始穿着紧身的塑身内衣，这会影响身体的卫生，不利于产后恢复，特别是剖宫产的妈妈更不宜如此。另外，要记住的是身体的塑形是靠肌肉来体现的，怀孕以后，由于激素的原因，身体里堆积了较多的脂肪，紧身内衣只能将脂肪赘肉强行勒紧，并不能把肉肉变成很有弹性的肌肉。

建议：最好在产后 1 个月后逐渐开始进行腰腹肌的锻炼，量力而行，但一定要做。塑身内衣保持苗条的体形只是表面的、暂时的。

误区 2：穿硬底鞋

月子里穿软底鞋不容易累，如果过早地穿着硬底鞋，而且长时间站立的话，年纪大了容易落下脚后跟痛的毛病。

建议：月子里的妈妈可以买一双软底布鞋，不仅透气性好，软硬度也适合。

★ 关于运动

误区 3：刚生完宝宝就忙着节食减肥

月子里的妈妈只有自己的身体保持足够的热量，才能满足宝宝的营养需要，保证自身康复。因此，产后不宜采取节食的方法减肥，特别是哺乳的妈妈。

建议：如果怀孕时体重过重，可在专业人士指导下进行适宜的健身锻炼。产后在饮食上要合理进食，碳水化合物、蛋白质、脂肪比例一定要合理，而且要适当多吃一些蔬菜和水果，利于身体减重。

误区 4：过早做剧烈运动

产后及早运动，对体力恢复和器官复位有很好的促进作用，但不可急于恢复身材，因为大部分器官的恢复大多在产后的 2~3 周以后，而生殖器官的恢复要到产后的 6~8 周以后。月子里便开始进行较剧烈的锻炼，会影响器官的恢复，还会影响剖宫产刀口或侧切伤口的愈合。

建议：应根据自身情况适量运动，切不可为了瘦身而过早剧烈运动。妈妈们可以做些轻体力的家务活，如擦桌子、扫地等，但持续时间不宜过长，更不可干较重的体力活，如增加腹压的或长久蹲着的活动，以免诱发子宫出血及日后子宫、膀胱、直肠壁脱垂。

★关于起居

误区 5：月子里要绝对卧床休息

绝对地卧床对月子里的妈妈的消化系统和生殖系统的恢复是没有好处的，尤其是剖宫产的妈妈，更应该在产后适当下床活动、防止肠粘连和血栓的形成。

建议：度过最初几天，倘若体力有所恢复，完全可在温暖的环境里随意走动一下，这对身心都有好处，但一定要注意身体保暖。还可以在床上练习产后体操，以便尽早恢复体形，同时也可减少便秘。

误区 6：长久看书或上网

很多妈妈在月子里都会看书或上网查看育儿信息，但产后过早或长时间看书、上网，会使妈妈们（特别是孕期合并妊娠期高血压的妈妈）的眼睛劳累。日后再长久看书或上网容易发生眼痛或视力减退。

建议：在产褥早期不宜多看书或上网，待身体康复后或是出了月子后再上网或看书。

误区 7：洗发后马上扎辫子

产后相对体质比较虚弱，洗澡后，头发还没有干时就把湿发扎成了辫子，并且马上去睡觉，这样很容易使湿邪侵袭体内，日后引起头痛、颈痛。

建议：坐月子的妈妈们洗浴后要避免身体着凉。洗浴之后，应当尽快将身体上的水擦干，及时穿上御寒的衣服后再走出浴室，避免身体着凉或被风吹着。

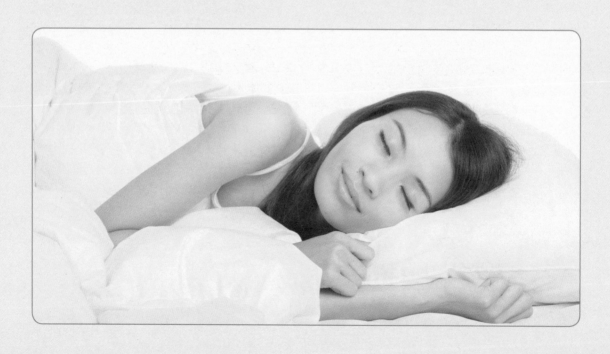

误区 8: 冬季天冷, 房间门窗紧闭

月子里妈妈的身体如果长期捂着, 出汗多, 皮肤表面极容易滋生细菌, 这很不利于恢复健康。新生宝宝的生长发育很快, 不仅需要充分的营养, 也需要新鲜的空气。另外, 长期关门关窗, 空气不流通, 新妈妈容易大脑缺氧, 会感到头晕、恶心、不舒服, 甚至影响心情。

建议: 通风换气是一种简单、方便、有效的空气消毒方法。只要不让风直吹, 注意保暖, 新妈妈是不会着凉的。

误区 9: 用电热毯取暖

南方冬季没暖气, 部分地区很多人喜欢用电热毯取暖, 不过月子里的妈妈万不可这样做。因为过长时间的烘烤会带走妈妈体内大量的水分。

建议: 如果宝宝是和妈妈同床睡, 建议杜绝使用电热毯, 实在觉得冷, 可以用热水袋暖被。

爸爸看你的!

坐月子期间, 妈妈为了宝宝劳心劳力, 爸爸也要努力承担以下几方面的劳动呢!

1. 调理好新妈妈的饮食, 除了让她吃一些稀软的食物外, 在种类上还应做到尽量丰富, 肉、蛋、奶制品及新鲜蔬菜可调配食用, 以保证妈妈身体健康。

2. 要尽量让妈妈心情愉快, 这样对宝宝哺乳、妈妈的健康都非常必要。妈妈的心情不好, 就影响乳汁分泌, 造成孩子缺奶吃。

3. 宝宝的房间要经常通风换气, 要避免产生对流风, 可以洒一些水来湿化空气, 防止呼吸道疾病的发生。千万不要在宝宝的房间内吸烟。

4. 下班回家后, 不能立刻走进宝宝的房间, 应该换掉外衣, 洗净手、脸, 再进去接触宝宝。妈妈与宝宝的衣服要清洁卫生, 勤洗勤换。

每日速查表

宝宝的奶量越来越大, 当宝宝饿的时候动静也越来越大, 不会再像原来那样安静, 脸部及身体动作增多, 有时还发出一些简单的声音, 经常把小脸转向照顾者, 并用手抓着不放, 情绪激动不安, 如果无人理睬, 会表现出烦躁的情绪, 此时当你用手指去触碰宝宝的口角、面颊时, 他就会认为有吃的东西, 会顺着被触摸的方向张开小嘴, 做吸吮的动作。

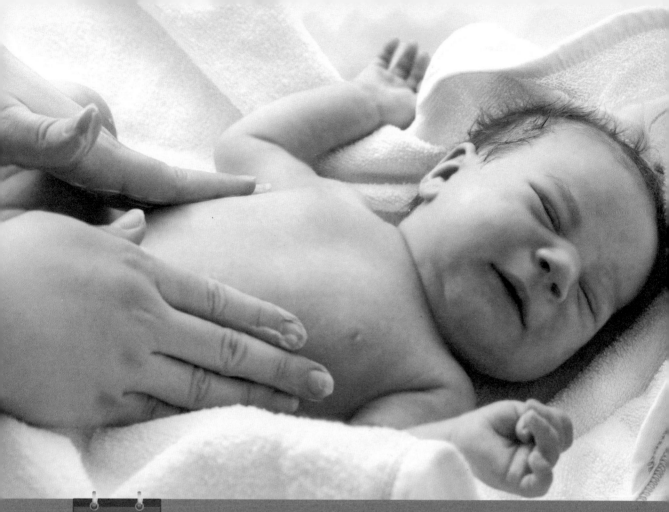

学学如何给宝宝进行抚触

　　如果家里请了月嫂，妈妈们会发现，月嫂每次给宝宝洗完澡之后都会给宝宝进行"按摩"，这就是抚触。抚触宝宝并不是一项要求非常精确的技术，每一个新手爸爸妈妈都可以在体力允许的时候亲自在家里给孩子做抚触。宝宝抚触可以促进母婴情感交流，促进新生儿神经系统的发育，加快免疫系统的完善，提高免疫力，加快新生儿对食物的吸收。今天如果妈妈精神不错，那就让我们来学学如何对宝宝进行抚触吧！

给宝宝进行抚触步骤详解

从现在开始，妈妈就可以给宝宝进行抚触了。抚触对宝宝的健康有很多益处：可以促进宝宝免疫系统发育与血液循环；可以使宝宝肌肉得到锻炼；可以增进与宝宝的交流。此外，抚触对于早产宝宝尤其起到很好的作用。

抚触的时间可以选择在两次喂奶之间，最好的时间是晚上宝宝洗完澡后。这时，将宝宝衣物脱掉，在身下铺上柔软的毛巾被，使用婴儿油或乳液对宝宝进行按摩，记住要保持按摩手掌的温热。

抚触的动作要尽可能轻柔，可以一边抚触一边温柔地对宝宝说话，或者轻轻地唱歌，或者放一些柔和的音乐，宝宝会非常喜欢这样的时刻。如果宝宝出现不耐烦、哭闹或者其他不适症状时，就应当停止抚触。

★宝宝抚触，到底如何做呢？

宝宝抚触的顺序：头部—胸部—腹部—上肢—下肢—背部—臀部

1. 头部

A. 双手拇指放在宝宝前额眉间上方，用指腹从额头轻柔向外平推至太阳穴。

B. 拇指从宝宝下巴处沿着脸的轮廓往外推压，至耳垂处停止，让上下唇形呈微笑状。

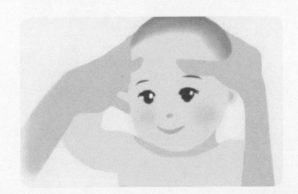

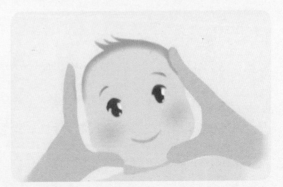

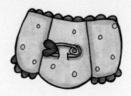

C. 两手的指腹从前额发际后滑动，至后下发际，并停止于两耳后突处，轻轻按压。

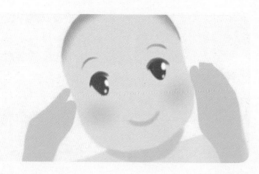

2. 胸部

两手分别从胸部的外下方（两侧肋下缘）向对侧上方交叉推进，至两侧肩部，在胸部划一个大的交叉，避开新生儿的乳头。

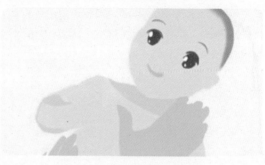

3. 腹部

放平手掌，顺时针方向画圈抚摩宝宝的腹部。注意动作要特别轻柔。

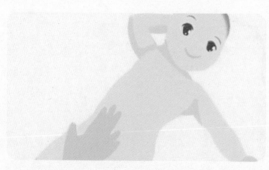

4. 四肢

两手交替抓住宝宝的一侧上肢从腋窝至手腕轻轻滑行，然后在滑行的过程中从近端向远端分段挤捏。对侧及双下肢的做法相同。

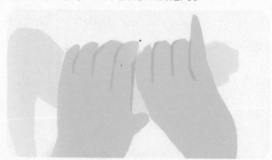

5. 手和足

用拇指指腹从宝宝手掌面或脚跟向手指或脚趾方向推进，并抚触每个手指或脚趾。

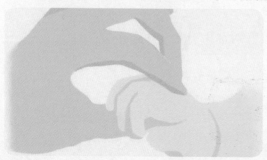

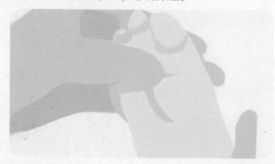

6. 背、臀部

宝宝呈俯卧位,双手拇指平放在宝宝脊椎两侧,其他手指并拢扶住宝宝身体。拇指指腹分别由中央向两侧轻轻抚摸。从肩部处移至尾椎,反复3~4次。

7. 臀部

五指并拢,掌根到手指成为一个整体,横放在宝宝背部,手背稍微拱起。力度均匀地交替从宝宝脖颈扶至臀部,反复3~4次。

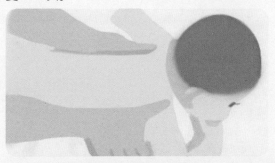
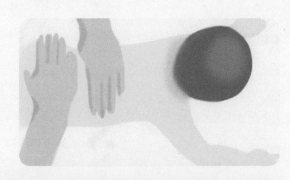

★ 抚触的注意事项

1. 确保抚触时不受打扰,可放一些柔和的音乐帮助放松。

2. 选择适当的时间进行抚触,当婴儿觉得疲劳、饥饿或烦躁时都不适宜抚触。

3. 抚触最好在宝宝沐浴后或穿衣服时进行,抚触时房间需保持温暖。

4. 妈妈做抚触之前,要将双手指甲修平,并将首饰摘掉。

5. 抚触前需温暖双手,将宝宝润肤液倒在掌心,先轻轻抚触,随后逐渐增加力度,以便宝宝适应。

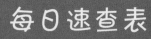

每日速查表

宝宝逐渐具有了抓握反射功能。用宝宝能够握住的玩具去触及他的小手时,他就会把手握得更紧。如果他拿住了这个玩具,就会牢牢地抓住,当你用力拉玩具时,会连宝宝的身体一起拉起来。这两种条件反射伴随着宝宝神经系统的正常发育而出现,到了3个月的时候将会消失。

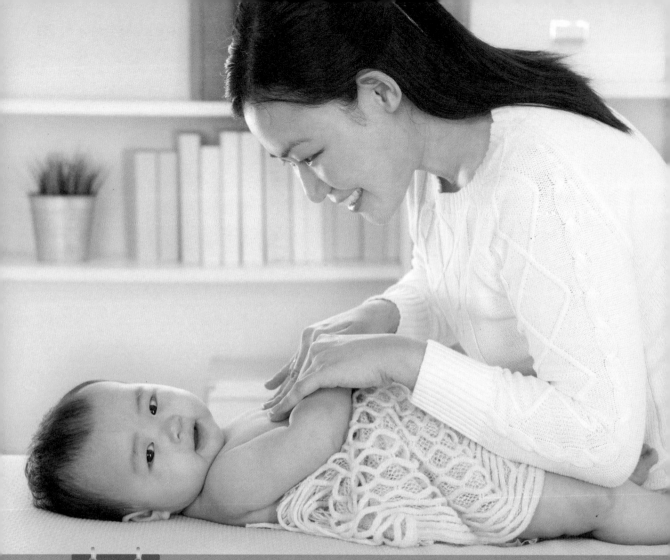

与宝宝互动是高兴的事

妈妈的体力正在恢复之中。现在除了每天照顾宝宝的饮食起居,在妈妈体力充沛的时候,还可以与宝宝互动,这是一件令妈妈们感到高兴的事。不仅如此,互动对宝宝的成长也大有益处的。

分享月子里的互动游戏

月子期的游戏以感官刺激为主，即激发宝宝的视觉、听觉、触觉、动觉等的发展，使其灵敏，并带给宝宝愉悦的体验。众所周知，新生宝宝的睡眠时间很长，清醒状态还要进行哺乳、洗澡、换衣服等等，所以妈妈要充分利用时间，可以洗澡的时候听音乐，听音乐的时候做游戏，在哺乳的时候帮宝宝按摩小手小脚等，和宝宝进行互动是一件让人高兴的事。

好玩的游戏之一

玩是宝宝的天性，所以准备一些适合宝宝的玩具是很有必要的。通过玩具还能够提高宝宝的注意力、观察能力和认知能力。爸爸妈妈可以给宝宝准备一些用手捏可以发出声音的橡胶玩具，或者是小型的牙胶类玩具，还可以选择一些色彩鲜艳、声音悦耳的吊挂玩具。妈妈们为宝宝准备的玩具不必多，只要有一两件适合年龄特点的即可，比如床铃、摇铃等。之所以选择"铃"类玩具，是因为它的声响可以吸引宝宝的注意，此时宝宝还处于无条件反射时期，无条件定向反射还十分明显，妈妈们借助此反射吸引宝宝的无意注意，

进一步培养宝宝的定向探究能力，这是其日后的好奇心与求知欲的主要动力。

爸爸妈妈还可以与宝宝玩"找玩具"的小游戏：当宝宝仰躺着的时候，妈妈可以在距离宝宝头上30厘米左右的地方摇响玩具，最好是发音柔美的小摇铃。轻轻地摇动，直到宝宝能够听着声音找到玩具为止。当宝宝找到了玩具的时候，再将玩具缓缓的移动到另一边，宝宝的眼睛会随着玩具的方向去找。这个游戏能够很好地练习宝宝的视觉追踪的能力。

好玩的游戏之二

宝宝的认知模式与成人不同，他们不遵循从简单到复杂循序渐进的过程，而是整体式的模式认知，所以，妈妈们在为宝宝选卡片时不必担心其复杂性，也不要单一地选择最简单的几何图形，而要选择轮廓分明、线条优美、颜色鲜艳、图形优雅而不凌乱的图，这样可以在宝宝的大脑里建立复杂且优质的视觉回路，激发智力发展。另外，为宝宝选卡时要注意纸的质量，不要选反光压膜的卡，那样会因为刺眼而影响宝宝的视力发展。

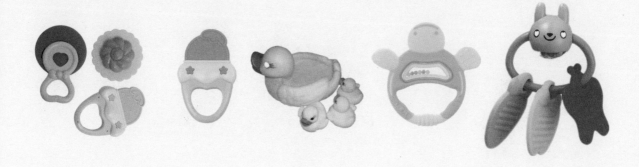

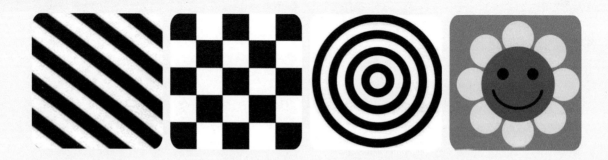

在时间与内容的安排上，前两周妈妈们要以黑白卡为主，后面几周要以彩色卡为主，彩色卡要选红、黄、绿等色彩明亮且暖色调的卡，这与宝宝的视觉发展特点相关。

另外，并不是静止地把卡放在距离宝宝20厘米左右的正上方不动，我们可以通过旋转、移动给宝宝带来全新的视觉体验，比如太极图的旋转能给宝宝带来游动的鱼的感觉。

妈妈还可以和宝宝玩"注视眼睛"的游戏，抱起宝宝的同时注视着宝宝的眼睛，这个游戏不但有助于发展宝宝眼部的肌肉，还会增进亲子感情哦。

好玩的游戏之三

随着清醒时间的加长，宝宝也会有更多的反应了。小手抓取反射的游戏也是很好玩的，用你的手指轻轻地触碰宝宝的手掌，这时宝宝就会条件反射的抓住您的手指头。这个小游戏能够增强宝宝的抓握能力和手部肌肉的发展。

此时妈妈还可以和宝宝玩一个"脚踏车"的游戏。当宝宝平躺在床上时，妈妈双手握住宝宝的双脚，然后循环交替轻轻移动宝宝的双腿，就好像蹬脚踏车一样。这个游戏能够增进宝宝的肌肉发育，同时宝宝也会感受到活动的韵律，建议每次做1~2分钟即可。

新生宝宝都乐此不疲的另一个游戏是"踢被子"，最初踢被子大概是宝宝无意识的运动，至于什么时候可以踢下来也不在其控制中。但是，随着宝宝的发展，踢被子完全会成为一种故意行为，他能几下就把被子踢下来，妈妈又盖宝宝又踢，百折不挠，可以在宝宝的小腿上不断地盖毛巾、纱布手绢、被子、毯子、尿布、床单甚至小蚊帐等不同质地的东西，让他们踢一踢。这一阶段爸爸妈妈应该多让宝宝感受不同质感的东西，来锻炼宝宝的触觉。比如：天鹅绒、丝、厚绒毛、

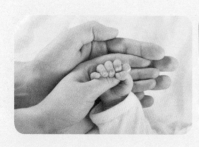
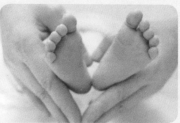
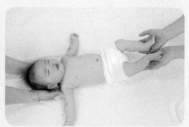

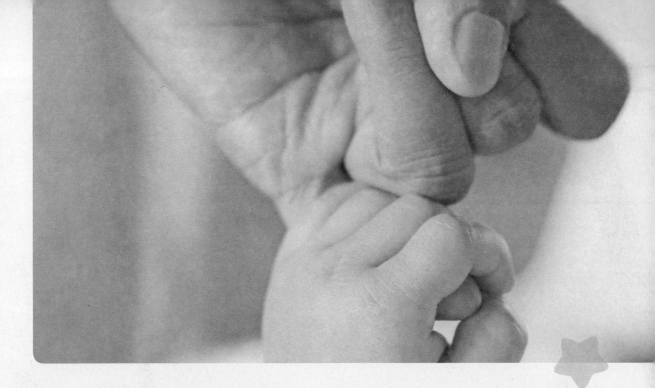

软羊毛、棉布等等，用这些布料轻轻地触抚宝宝的皮肤，让宝宝有不同感受。这个游戏可以提高宝宝的触觉敏感，加强反应能力哦。通过不同材质的更替，让宝宝在重复中获得全新体验，增加宝宝触觉的敏感，进而增加游戏的趣味性，也能促进宝宝智力发展。

总之，游戏是宝宝主要的学习方式，他们通过游戏获得体验、发展感官、愉悦身心。我们应该在重复中帮助宝宝提供更多的刺激。重复，是宝宝学习的重要特点之一，他们在重复中不断加深感受和理解，在重复中体会成就感，随着年龄的逐渐增长，还会在重复中不断丰富、尝试与努力！

但是，我们要留意当宝宝目光转开，变得急躁，踢腿或者打哈欠的时候，就说明宝宝已经玩够了。这时，多抱抱宝宝，多和宝宝说话，并且变换说话的声调和音调，可以使宝宝集中注意力。

每日速查表

妈妈产后出院的时候，医生会给妈妈准备一些补血和消炎的药品，妈妈们要记得吃啊！虽然现在妈妈的精神确实好了许多，但是还没有完全恢复喔，该放手的时候就放手，一些重活还是得让家里人代劳啊！

许多宝宝刚出生时身上长出的细长软毛，这时会陆续脱落掉，宝宝长得越来越圆润光滑，憨态可人。

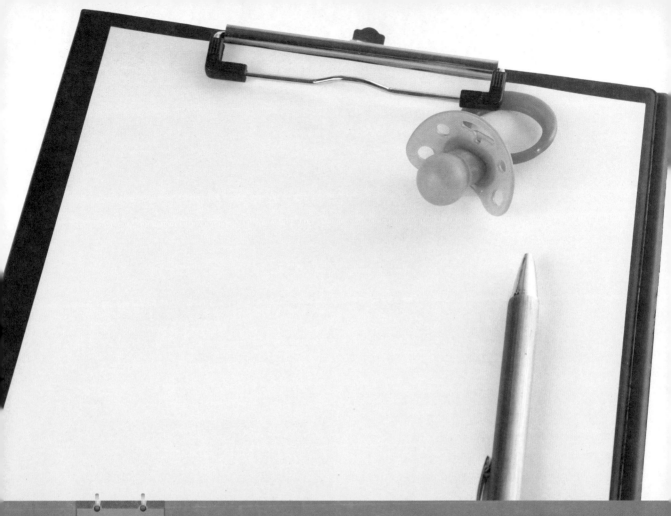

你有记录宝宝成长的习惯吗?

宝宝的健康成长是每个妈妈最为关心的大事情，你也像很多妈妈一样也正在为宝宝的成长历程做着精心的记录吧？用自己的笔亲自写下宝宝的成长故事，在未来的日子里重读这段经历肯定也是一件非常幸福的事情！你知道吗？及时记录月子里宝宝的大事记，以及满月宝宝身体能力的发育情况，并与相关指标比对，这样才会对宝宝的健康成长状况心中有数哟！

月子里的宝宝大事记

★大事件1：第1声啼哭

时间：刚出生

医生的话：这第1声啼哭标志着宝宝从水的世界过渡到了空气的世界。在出生之前，胎宝宝以脐带所传送来的妈妈血液中的养分为生。他的肺部还不能运作。胎盘保证着妈妈富含氧气的血液和胎宝宝排出的含有二氧化碳的血液之间的交换。宝宝出生后，接触到空气。他的呼吸系统和血液循环系统就不能再依赖于妈妈了，他开始呼吸，心脏和肺部开始循环运作。空气充满了肺部，肺泡开始扩张，很快，妈妈就听到了这历史性的第1声啼哭。

★大事件3：接种疫苗

时间：出生后24小时内

医生的话：新生宝宝乙肝疫苗注射时间为出生后24小时内打第1针，满月后打1针，6个月后再打1针，共3针。卡介苗是用来预防结核病的。凡是足月新生宝宝均应在出生后24~72小时内完成卡介苗的接种。

★大事件2：第1次吃奶

时间：出生后半小时内

医生的话：足月宝宝分娩出来并接受清洗后，如果妈妈的身体允许，就可以给宝宝喂奶了。在刚开始的两天里，妈妈的乳房只会分泌几滴初乳，但是初乳的营养成分相当高，而且含有很多抗体，能增加宝宝胃肠道抵抗细菌的能力。所以，要是宝宝醒来，就多抱他在胸前吸吮吧。

★大事件4：排胎便

时间：出生后24小时内

医生的话：当宝宝还在妈妈肚子里时，这种绿黑色的胎便就在他的小肠内，现在宝宝的肠子蠕动正常了，便将这些东西排出体外。通常在宝宝出生后24~48小时之内，胎便差不多就排干净了，接下来的2~3天妈妈会见到过渡期的排便，颜色将是暗绿色调的，稀软，有时还会含有黏液。

再后来呢，吃母乳的宝宝会排出金黄色的稀软粪便；吃奶粉的宝宝排出大便的颜色，从淡黄色到褐绿色都有可能。

★大事件5：脐带脱落

时间：出生后7~14天

医生的话：通常情况下，宝宝的脐带会在出生后7~14天、最早3~4天内脱落。在脐带脱落前，为了避免脐带感染，最好能够保持脐部干燥。洗澡后如果浸湿了，用蘸有酒精的棉棒顺时针擦拭脐带根部进行消毒、干燥。

★大事件6：生理性体重减轻

时间：出生后24小时内

医生的话：新生宝宝在出生前长期浸泡在母体的羊水中，当他们出生后，需要在干燥的空气中把身体里多余的水分蒸发掉，同时还有大量胎粪会排出来，所以体重会减轻，出生一周后体重会回升。

★大事件7：生理性黄疸

时间：出生后3~7天

医生的话：一般来说，宝宝出生3天后出现生理性黄疸，5天左右黄疸达到高峰，以后黄疸会逐渐消退。判断黄疸不能仅仅依靠爸爸妈妈的观察下结论，医生会通过皮测胆红素检查的数值来判断宝宝是否出现病理性黄疸。

月子里的"流水账"记录也很重要

在月子里，对于睡眠惺忪、极度疲倦的新妈妈而言，如果你已经累得记不住宝宝上次是吃的哪边乳房，或者刚才是尿了还是拉了，"流水账"记录表可以让你非常容易地记录下宝宝吃奶、排便以及睡眠的情况。

吃奶情况记录

（1）如果宝宝是吃母乳（简写为"母"），先吃的左边乳房，就记为"左"；右边乳房，就记为"右"。如果这次是先吃的左边乳房，下次喂奶就要先从右边乳房开始喂。

（2）如果宝宝是吃配方奶（简写为"配"），每次吃了多少毫升。

（3）如果你用吸奶器吸奶，每次吸了多少毫升。

另外，吃奶的时间一定要标注清楚！

排便情况记录

（1）宝宝大便还是小便（简写为"大"或"小"）。

（2）宝宝的大便排便时间，有无任何异常情况。

睡眠情况记录

（1）宝宝睡觉的时间、地点。

（2）宝宝这次觉睡了多长时间。

坚持记录宝宝的生活作息，有助于你及时发现宝宝的异常情况。不仅如此，当你带宝宝去做体检时，这份表也方便你回答医生的问题，让医生了解宝宝是否吃饱了，身体是否健康。

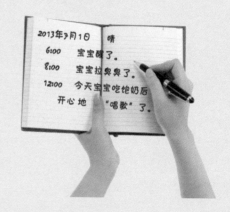

宝宝能力发育指标

月龄	类别	详细解释	我的宝宝
满月	注视能力	看到新奇的图能用较长时间去注视它	√
	听力发育	对声响有眨眼与皱眉反应	√
	视力发育	可出现保护自己的眨眼反应， 清醒状态时眼可随喜欢的颜色转动，并会摆头	√
	手的抓握	手握得紧且时间久表示上肢肌肉发达有力，反之则说明身体软弱	√
	俯卧抬头	可稍抬头；倘若不能抬头，则反映颈肌发育差	√
	模仿能力	口唇有模仿能力	√
	习惯动作	会吃手或拳头	√

月龄	类别	详细解释	我的宝宝
两个月	动作发育	仰卧时，大人稍拉其手，头就可以完全后仰了； 双手从握拳姿势逐渐松开。如果给小玩具，可无意识地抓握片刻； 给他喂奶时，会立即做出吸吮动作；会用小脚踢东西	√
	语言发育	有人逗他时，会发笑，并能发出"啊""呀"的语声， 如发起脾气来，哭声也会比平常大得多	√
	感觉发育	可出现保护自己的眨眼反应， 清醒状态时眼可随喜欢的颜色转动，并会摆头	√
	睡眠	睡眠时间较第1个月的时候要短些，一般在18小时左右； 白天一般睡3~4次，每次睡1.5~2小时，夜晚睡10~12小时； 白天醒一觉后可持续活动1.5~2小时	√

每日速查表

此时宝宝在视觉方面已有了很大的进步，更加喜欢红和绿之类明亮的颜色。当看到自己熟悉的形状和一些特殊面孔时，宝宝会表现得特别兴奋。

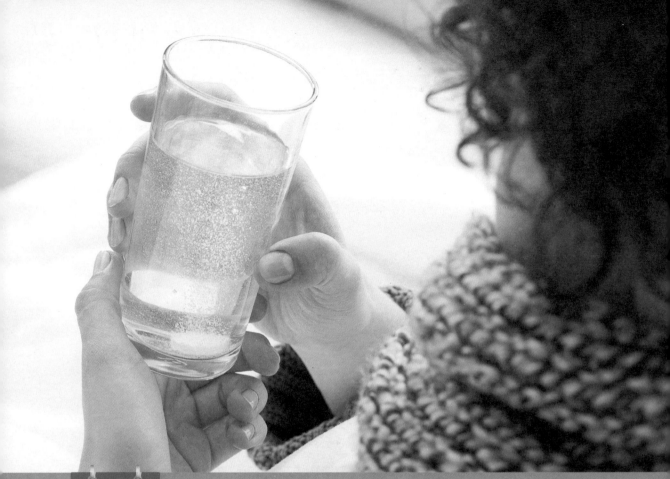

了解一些产后"月子病"

月子里的妈妈们身体各系统的生理变化很大，机体抵抗力也大为下降，尤其是子宫内壁在胎盘娩出后尚留有巨大的创面，因而极易感染患病。另外，妈妈们产后还要辛勤地哺育宝宝，因此坐月子期间的调养与保健就显得至关重要，稍有不慎，对妈妈和宝宝都将不利，甚至会染病终身。你知道常见的月子病有哪些吗？各种月子病的预防方法是什么呢？面对产后身体上各种各样的疼痛，你又该怎样去轻松应对呢？下面将为你答疑解惑。

坐月子谨防几大"月子病"

尿潴留

许多妈妈在分娩后一段时间内会出现小便困难，例如有的妈妈膀胱里充满了尿液，但想尿又尿不出来，甚至毫无尿意；有的即使能尿，也是点点滴滴地尿不净。

引起这一现状的原因，一是生理因素。分娩时胎头先露部分对膀胱和尿道的压迫，引起了这些器官的充血、水肿，尿道变窄受阻，妨碍排尿。怀孕后腹壁长期处于紧张状态，而分娩后一下子变得松弛，使膀胱失去限制而扩张，膀胱肌张力和收缩力降低，对尿量引起的压力改变不敏感，膀胱充满尿反而无尿意，以致尿潴留。二是心理因素。分娩时阵缩的疼痛、会阴切开以及剖宫产伤口的疼痛，都会引起尿道括约肌反射性痉挛性收缩，排尿时稍遇到一些困难或增加腹压，便产生畏惧心理，怕排尿，从而引起尿潴留。三是习惯因素。在正常情况下，妇女都是坐在便桶上或蹲着解小便。分娩后身体虚弱需卧床休息，尤其是剖宫产，以致排尿习惯改变，又不适应卧床排尿，于是排尿困难而发生尿潴留。发生尿潴留后，若未及时纠正，便容易导致膀胱及泌尿系统感染。

预防方法：首先解除恐惧心理，正确对待分娩。在产后适量饮水及时排尿，即使无尿意也要主动排尿。因手术原因需卧床排尿而又不习惯的，应通过意志的控制和神经的调节，使尿道括约肌的痉挛得到缓解而排尿。不习惯躺在床上使用便盆的，可试着起床排尿或坐在床上排尿。腹部膀胱区可用热水袋热敷，有利于排尿。还可用滴水声诱导排尿。若还不能排尿，就应请医生导尿或打针服药，以利排尿，及时纠正尿潴留。

乳腺炎

乳腺炎是初产妈妈常见的一种急性化脓性疾病，多在产后 1~2 周内发生。

发生乳腺炎，除产后身体抵抗力降低外，乳汁淤积是原因之一。分娩后，乳腺的部分乳腺管可因充血胀实而不通，或因乳头畸形、凹陷、过大，宝宝不能吮吸，影响乳汁排出而发生乳汁淤积。淤积的乳汁堵塞乳腺管，使其停留在乳腺内，造成乳腺盈满、胀实而硬结，引起乳腺胀疼或刺痛。淤积的乳汁最适于细菌的滋生繁殖，容易引起胀实而硬结的乳腺感染发炎。乳头破裂、破损是发生乳腺炎的另外一个重要原因。初产妈妈乳头娇嫩、角化层薄弱，在哺乳时容易因宝宝吮吸而发生乳头破裂、破损。若乳头内凹或扁平者，在分娩又未得以纠正，产后哺乳时也容易被宝宝吮破。若是妊娠期间忽视了乳头的清洁卫生，细菌便乘虚侵入，继而感染发炎。

预防方法：哺乳期间，要做好乳头护理，用干净湿毛巾擦拭乳房和乳头，以保持清洁卫生，使乳头皮肤变结实，增强局部皮肤的抵抗力。哺乳时要避免乳头受损伤，以减少感染途径。每次哺乳都要尽可能将乳腺内的乳汁吸空，若宝宝吸不完，可用吸奶器吸空。如果乳腺因乳汁淤积已经胀得很硬，可用干净湿毛巾先热敷后，再将乳汁吸空，避免乳汁淤积，从而减少细菌滋生繁殖机会，防止乳腺炎的发生。

产褥热

产褥热又称产褥感染，临床症状主要有局部和全身反应两种。感染轻时，以局部反应为主；感染重时，根据感染部位不同而出现不同的症状和体征，如急性会阴炎、阴道炎、子宫颈炎、子宫内膜炎、盆腔结缔组织炎、输卵管炎、血栓性静脉炎、腹膜炎、脓毒血症等。

在产褥期，由于多种因素，如产前体质差、产时过度疲劳、产程延长、产时或产后失血过多以及会阴、阴道外口、阴道、子宫因分娩而造成的创伤面等，加之因分娩身体相对虚弱，抗病力降低，此时很容易发生多种细菌引起的混合感染。

预防方法：在分娩前 3 个月至分娩后 2 个月要禁止盆浴和性生活，特别是在产褥期切忌性生活。做丈夫的在此期间更应关爱、体贴妻子，帮助妻子平安地度过产褥期。在产后要留心伤口肿痛，严密观察恶露变化，及时观察出血状况，保持全身尤其是下身的清洁卫生，勤换洗内衣内裤，会阴垫做好消毒处理，防止细菌侵入。与此同时，要加强产后营养，增强机体抵抗力。

产后肛裂

肛裂虽不是月子妈妈独有的病症，但产后肛裂的发病率却很高。

产后肛裂的原因是：有的妈妈较长时间不吃或很少吃蔬菜、水果，产后卧床休息，活动量减少，胃肠蠕动减慢，高、精、细的食物经消化吸收后在肠腔内的容量减少，以致大便在肠道内停留时间过久，水分被吸收而变得过于干燥、出现硬结，排便出现困难。另外一个常见原因是，产后由于腹肌松弛，盆腔压力突然降低，直肠蠕动迟缓可促使大便贮留，从而发生便秘。一旦出现便秘后又未能及时纠正，时间一长大便变硬，更难排解，若强行排解，极容易造成肛裂，解便时肛门疼痛甚至出血。

预防方法：关键在于预防便秘。因此应做到产后早起床活动，比如抬腿等，这对增强腹肌能力，锻炼骨盆肌肉，帮助排便，恢复健康很有益。月子妈妈的食谱中除保障营养丰富的荤食外，应适当多吃些新鲜蔬菜、水果等，以增加大便容量。少吃或不吃热性、辛辣食物，多吃鱼汤、猪蹄汤，帮助润滑肠道和补充足够的水分，以利排解大便，防止便秘。若发生了便秘，可用黑芝麻、核桃仁、蜂蜜各 60 克，将黑芝麻、核桃仁捣碎磨成糊，煮熟后冲入蜂蜜，分 2 次 1 日服完，能润滑肠道，通利大便。总之，防止产后便秘是预防产后肛裂的关键所在。因此，一旦发生便秘，应及时应对，必要时求医治疗。

子宫脱垂

　　月子妈妈若发生子宫脱垂，会感到小腹、外阴及阴道有下坠感，并伴有腰背酸胀之感，若久站、活动量大时，这种感受更明显，如病情继续加重，则将影响活动及健康，严重时子宫从阴道脱出。

　　预防方法：适时活动，如无特殊情况，产后24小时即可开始做轻微活动，以后逐渐增加活动量；积极治疗易使腹压增加的慢性疾病，如便秘、咳嗽等；避免不必要的损伤；月子里不要做重活和蹲位劳动，如挑重担、肩背、手提重物以及长时间下蹲等；产后2~3周开始做产后保健操；积极做好产后健康检查，发现问题及时治疗。

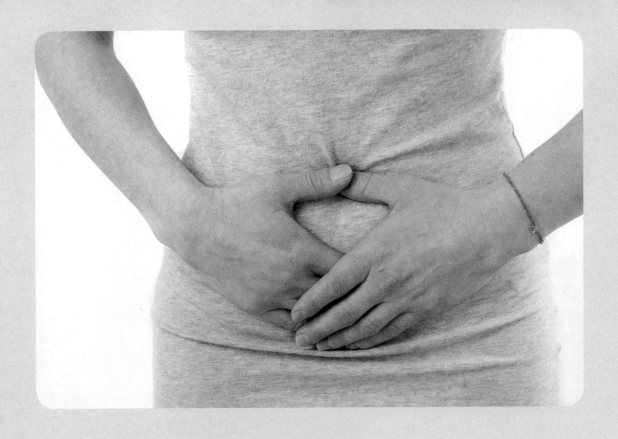

产后几种疼痛的应对方略

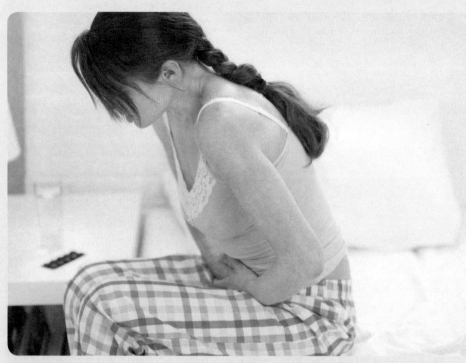

有的妈妈孕期无惊无险，顺利度过。然而，产后却面对来自身体上的诸多疼痛的折磨。为防患于未然，特将产后可能发生的疼痛及应对措施做一个大盘点，针对产后最可能会出现的 10 种疼痛，介绍一些相应的方略，让妈妈们摆脱疼痛烦恼。

疼痛 1：腹痛

产后 2~4 天子宫反射性收缩，引起下腹部一阵阵疼痛，特别是在喂母乳时疼痛更明显。子宫收缩的目的是防止子宫出血过多，并促进恶露排出，疼痛一般在产后 3~4 天自然消失。

应对方略：

(1) 如果痛感轻微，不必理会，还是顺其自然好了。

(2) 痛感明显者可轻轻按摩小腹，或用热水袋热敷。

(3) 痛感较重甚至影响休息或睡眠时，可在医生指导下服用适量止痛药或镇静药。

(4) 在中医指导下服用益母草膏或生化汤，有助于减轻疼痛。

疼痛2：会阴痛

产后从阴道一直到直肠部位都可能有痛感，通常有2个原因：一个原因是这些部位是胎儿娩出时的必经之地，导致这些部位的肌肉因扩张而出现轻微肿胀；另一个原因在于分娩时进行了侧切缝合，如果使用了真空吸引术和产钳，则肌肉肯定会受到更多伤害，痛感也会更重些。

应对方略：

(1) 产后立即冷敷，对会阴处的恢复很有帮助。

(2) 温水淋浴。

(3) 疼痛重者，可在医生指导下酌情使用止痛药。

疼痛3：阴道痛

多见于胎宝宝较大者，当其从狭窄的阴道娩出时，迫使阴道组织过度扩张与伸展，造成淤血和损伤，从而留下产后阴道痛，发笑或大声说话时痛感更明显，往往随着时间推移而逐渐减轻。

应对方略：

(1) 温水淋浴。

(2) 用纱布包裹碎冰对疼痛部位进行冷敷。

(3) 疼痛剧烈时，在医生指导下使用止痛药物。

(4) 避免对疼痛部位产生压力的姿势，睡眠宜取侧卧位。

(5) 站或坐不要太久，坐时可在臀部垫个软枕头，或坐在中间有凹陷的坐垫上。

(6) 做促使阴部组织恢复的运动。比如做憋尿动作，以收紧阴部及肛门附近的肌肉，持续8~10秒钟，然后慢慢放松肌肉，并持续几秒钟，每天做20次。

疼痛4：耻骨痛

不少妈妈产后下蹲、拿重物或排便时，感觉耻骨处疼痛，严重者甚至迈不开腿，用不上劲。这是因为胎宝宝娩出时损伤了耻骨和周围韧带所致，一般数周内恢复正常。

应对方略：

(1) 采用弹性腹带固定骨盆，帮助耻骨恢复。

(2) 少做上下楼梯或走斜坡路的活动。

(3)走路时放慢速度，步幅不宜过大，避免加重耻骨损伤。

疼痛 5：尾骨痛

一些新妈妈在仰卧、坐位或用力如厕时，感到脊柱最下端疼痛，特别是坐在硬物上痛感会加重。主要见于产妇骨盆偏狭窄，或胎儿头部过大，分娩时胎头通过产道时将尾骨及肌肉挤伤。一般在分娩后 1~2 个月内逐渐减轻。

应对方略：

(1) 疼痛处热敷。

(2) 不要仰卧，坐时避免与硬物接触，垫上柔软的垫子或橡皮圈。

疼痛 6：肌肉痛

分娩时较长时间猛烈用力，造成肌肉组织或韧带过于疲劳。加上失血引起血气两虚、周身毛孔张开，容易使风寒侵入体内，引起肌肉酸痛，尤其是两腿间的肌肉疼痛更为显著。一般数日内可以痊愈。

应对方略：

(1) 注意保暖，寒冷季节更需注意。

(2) 月子里不接触凉水，以免寒邪侵入肌肉。

(3) 在疼痛部位搽抹红花油。

(4) 按摩。

(5) 温水淋浴。

疼痛 7：乳房胀痛

分娩后 2~3 天，乳房逐渐充血、发胀，分泌大量乳汁。如果乳腺管尚未完全畅通，致使乳汁不能顺利排出，或者乳汁分泌过多超过宝宝需求，就可潴留于乳房内，引起乳房发胀与刺痛。

应对方略：

(1) 及早喂奶，尽量让宝宝吸空乳房。

(2) 热敷或向乳头方向按摩乳房，帮助乳腺通畅。

(3) 奶水过多时可用吸乳器吸出，也可用手挤，具体方法我们在前面的章节有详细介绍。

疼痛 8：足跟痛

产后足跟痛，中医学归因于产后肾虚。足跟外露，或常穿硬底、弯曲度高的高跟鞋，使产后本已虚弱的足部肌肉不能得到休息，气血失于温养而不流畅，就很容易导致足跟痛。

应对方略：

(1) 产后 3 个月内不要穿高跟鞋和硬底鞋。

(2) 穿凉鞋或拖鞋时最好穿上袜子。

(3) 请中医师指导，采用以补肾为主的食疗和药疗，积极调养。

疼痛 9：手腕痛

由于孕产期体内激素变化，引起手腕韧带水肿，肌腱变得脆弱，加上抱宝宝的姿势不当、时间太久，造成手腕肌腱劳伤，医学称为"腕管综合征"，俗称"妈妈腕"。

应对方略：

(1) 注意保暖，尽量不接触凉水。

(2) 抱宝宝的姿势与手法要正确，避免单手抱，不要抱得太久，不要过分依赖手腕的力量，将宝宝靠近自己的身体，以获得较佳的支撑。

(3) 坚持锻炼，如多做大拇指与手腕的弯曲、伸直、外展、内收等动作。

(4) 必要时采用超短波或红外线理疗。

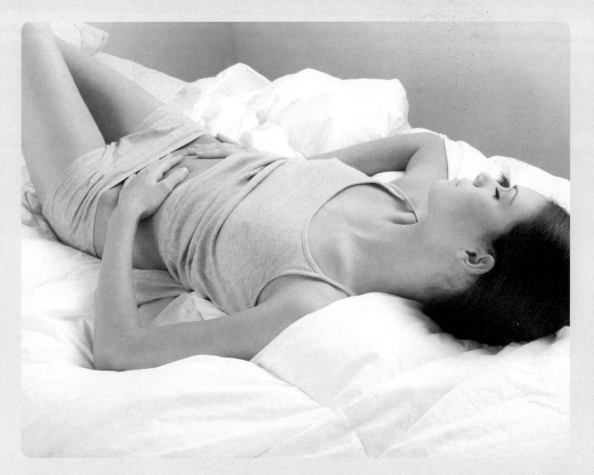

疼痛10:膀胱痛

　　多见于产程过长、排尿不顺畅、尿液积在膀胱内无法排出的妈妈。另外,剖宫产后放置导尿管发生了细菌感染,引起膀胱发炎,也可诱发疼痛。

　　应对方略:

　　(1) 进行导尿或排尿训练,及时排空膀胱。

　　(2) 膀胱炎患者可在医生指导下针对性地选用抗生素。

　　(3) 多喝水促进细菌排出。

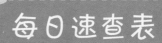

每日速查表

　　此时的宝宝比过去活跃了很多,他会兴致勃勃地观察着周围,倾听新的声音,接收新的信息。

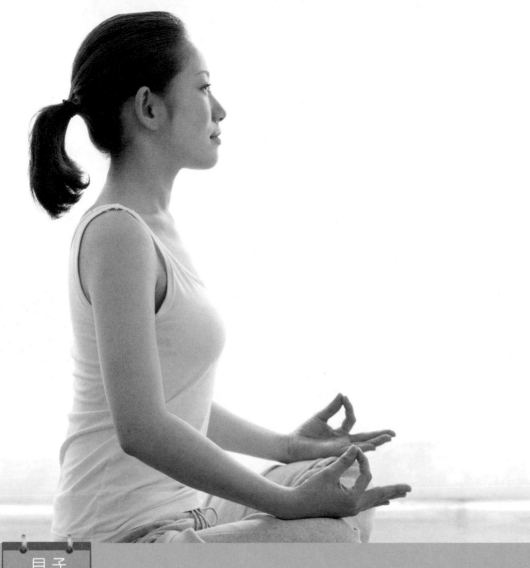

今天来学做产后瑜伽

　　度过了产后将近1个月的时光，该如何直面产后的水桶腰、隆起的小腹以及臃肿的身体呢？产后瑜伽其实就是绝佳的选择。相关研究资料表明，坚持做产后瑜伽可以使气血畅通，加强腹壁肌肉和盆底支撑组织的力量，有利于产后恢复和保持健美的体形。

月子妈妈的瑜伽时间

这是对于产后恢复非常有意义的一项运动。

★ 冥想

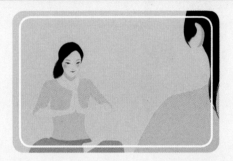

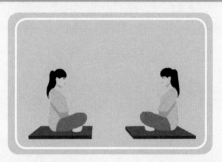

第一步

　　全身放松,坐在瑜伽垫上,左、右小腿交叉呈X型,调整身体重心,双腿尽量平铺在地板上,直立腰背,微收下颌,双手合十,闭上眼睛,用鼻子做深呼吸。

第二步

　　伴随轻柔的瑜伽音乐,将注意力集中于自己的呼吸。呼气,发出"O"的声音,然后合上嘴唇,发出"M"的声音,收腹,直到把废气从肺部全部呼出来,然后再吸气。重复以上动作3~5次。冥想有助于产后妈妈的心理恢复,让产后妈妈远离抑郁。

★ 风吹树式

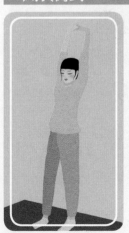

第一步

　　双脚稍分开,站立在瑜伽垫上,收臀。吸气,双臂高举过头,掌心朝外,双手交叉。

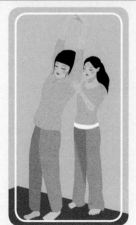

第二步

　　呼气,身体由腰部向左弯,躯干沿左臂和手指向远延伸。吸气,回到直立的位置。呼气,收回手。换边重复以上动作2~3次。

★ 三角式

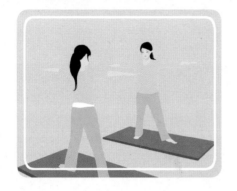

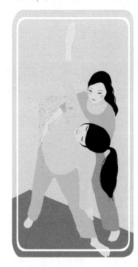

第二步

呼气，同时左手向下触及左脚，右手举起指向上空。左手触及脚面时，呼气完毕。眼睛看着右手指尖。

第三步

吸气，左手沿腿部轻轻向上拖动，右手慢慢放下，直至恢复站立姿势为止。重复以上动作3~5次。

第一步

站在瑜伽垫上，慢慢吸气，同时双手向身体两侧抬起，手掌朝下，抬至与肩膀同高的位置。

★ 猫式

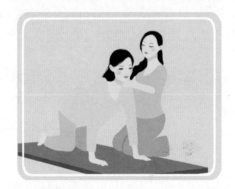

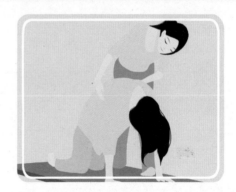

第一步

跪在瑜伽垫上，双手十指张开，掌心向下撑垫，手臂和大腿均垂直于地面。吸气，伸展脊背，塌腰，头部微微扬起，并抬起臀部。

第二步

呼气，弓起后背，略微低头，收缩尾骨。重复以上动作3~5次。

★向阳式

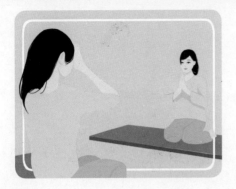

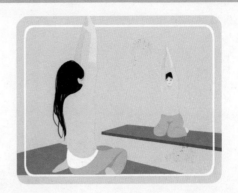

第一步

　　跪在瑜伽垫上，双膝并拢，臀部坐于双腿双脚之间，双手在胸前合十，指尖相对。

第二步

　　吸气时双臂向上，呼气时双臂还原。重复该动作1次，然后放松。

★坐位后仰式

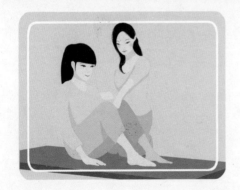

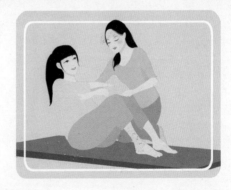

第一步

　　坐在瑜伽垫上，双腿弯曲，与肩同宽，双手自然放置于身体两侧。

第二步

　　吸气，呼气，双手交叉与身体呈90°置于胸前。让上身有控制地向后倒，直到腹部出现紧张感，再吸气时还原。重复以上动作3~5次。

★腰扭转

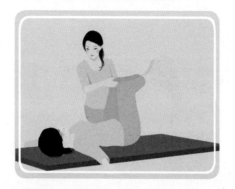

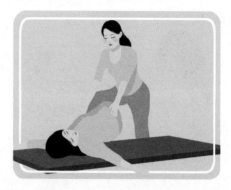

第一步

　　仰卧在瑜伽垫上，双臂外展呈 90°置于身体两侧，平放在垫子上。吸气，将腿抬起并让大腿与垫子呈 90°，小腿与大腿呈 90°。

第二步

　　呼气，慢慢将双腿置于身体右侧，紧贴垫子，头转向左侧。还原，再慢慢将双腿置于身体左侧，紧贴垫子，头转向右侧。重复以上动作 3~5 次。

★美臀桥式

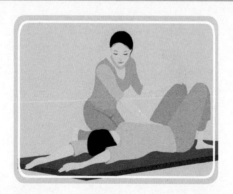

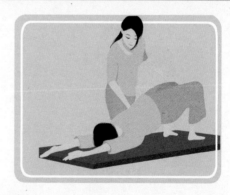

第一步

　　平躺在瑜伽垫上，双腿稍微分开，膝盖弯曲，脚跟尽量靠近臀部，手臂向上伸展贴近双耳。

第二步

　　放松身体，慢慢吸气、呼气。吸气同时收紧臀部，抬起骨盆、臀部，让腰部缓慢离开垫子，直到臀部最后抬到最高位置，保留双臂、肩、颈后脑贴地（视个人情况决定是否将背部全部抬起）。重复以上动作 3~5 次。

★ 瑜伽放松术

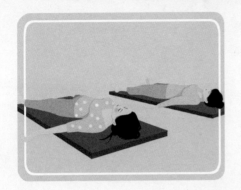

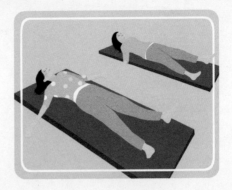

第一步

　　仰卧在瑜伽垫上，两手放在身体两侧与身体形成45°角，掌心向上。双腿同肩宽，脚尖朝外。闭上双眼放松全身。

第二步

　　尽量不要移动身体的任何部位。让呼吸变得有节律、自然。从头部向下逐步放松自己身体的每一块肌肉。重复以上动作3~5次。

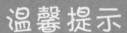

温馨提示

　　产后瑜伽可以帮助妈妈们增强体能，减少疾病的发生，但妈妈们的产后运动，应该在身体状况大致恢复以后考虑进行，特别是剖宫产妈妈由于恢复慢，开始运动的时间还要向后推迟。产后运动需要按照循序渐进、量力而行的原则，根据自己的体力，适量、有选择地进行，每次可做一项或几项运动。

每日速查表

　　妈妈们的身体大致上已经恢复得差不多了，这时就可以适当增加运动量，每个星期运动5次，每次30分钟左右，这样能够有效地燃烧脂肪，并且增加身体的含氧量，对身体的新陈代谢及体形恢复非常有帮助。

　　此时的宝宝在听觉方面有了很大的进步，睡眠时间在逐步减少，白天清醒的时间增多了。

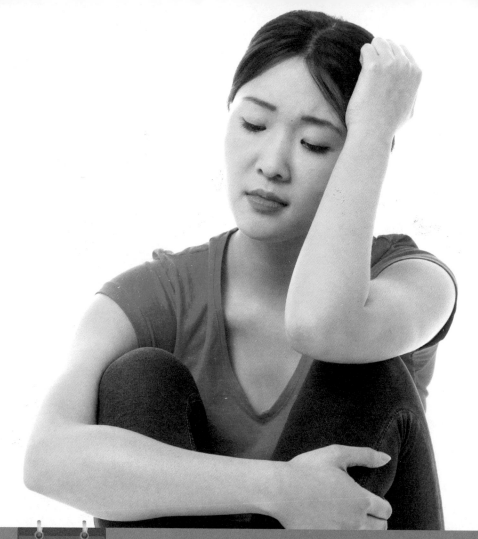

学会克服产后抑郁

有了宝宝之后，生活中的一系列变化会让妈妈的情绪产生不少的波动，有些妈妈通过自己以及家人的努力会自我调整过来，有些妈妈则会陷在负面情绪中无法摆脱，最终不幸患上了"产后抑郁症"。妈妈们需要认真了解这方面相关的知识，只有这样才能"防患于未然"！

认识产后抑郁症

产后抑郁症是指妈妈在生完宝宝后患上的一种精神障碍，发病率为 10%～20%。

症状大盘点

产后抑郁症的主要症状有：

1. 情绪低落、忧心忡忡、多愁善感、压抑、易怒、敏感，经常落泪。

2. 身体疲劳、白天嗜睡、晚上精神、昼夜颠倒。

3. 语言表达能力减弱，自卑、自责。

4. 对任何事物都提不起兴趣，对生活失去信心。

5. 总担心宝宝会出意外。

6. 对丈夫的态度很敏感，经常对他表示不满。

7. 产生自杀的想法。

病因大剖析

1. 体内激素变化

怀孕时，妈妈体内的雌激素和孕激素水平较高，分娩后激素急速下降，妈妈一下子适应不过来，就容易患上产后抑郁症。

2. 身体的变化

生完宝宝后，妈妈的皮肤、身体都会有一定的变化，再加上分娩时身体的疼痛、产后伤口的敏感以及恶露的影响，都会使妈妈变得焦虑和低落，从而促使产后忧郁症的发生。

3. 身份的转变

虽说妈妈十月怀胎期间已经去适应一个新角色，但真正面对新生命及育儿事宜时还是会有一定的困惑与压力。当困惑和压力无处排解时，妈妈就容易患上产后抑郁症。

温馨提示

产后抑郁症的有关症状最早从产后 2～3 天就开始显现出来，持续时间最长可达 1 年。凡事追求完美、执拗、好胜，心理素质较差的人，比较容易患上产后抑郁症。

有无产后抑郁症，一测便知

通过回答以下问题检测自己是否有抑郁倾向。这些问题是专门为测试产后妈妈的抑郁症量身制定的，建议在产后1月左右进行这项检查。

1. 我能够开心地大笑，并看到事情可爱、有趣的一面。
A. 和往常一样我完全可以做到。
B. 现在有。
D. 尽了力，但仍旧不行。

2. 我会怀着愉快的心情盼望事情的到来。
A. 是的，跟过去基本一样。
B. 偶尔会有些沮丧，但大部分的时候跟过去一样。
C. 这种心情比过去少见得多。
D. 几乎没有这种心情。

3. 每当做错事时，我都会不必要地责怪自己。
A. 绝不会。
B. 偶尔会。
C. 经常会。
D. 总是会。

4. 总会无缘无故地感到焦虑或担忧。
A. 绝不会。
B. 比较少见。
C. 有时候。
D. 经常。

5. 因为一个糟糕的理由而感到害怕或惊恐。
A. 绝不会。
B. 比较少见。
C. 有时候。
D. 经常。

6. 我总是感到被周围的事情所左右。

A. 我一直都可以处理得很好。

B. 大部分的时间我可以处理得很好。

C. 有时候我可以做到冷静地处理。

D. 我完全没有办法自己做事。

7. 我感到很不开心，以至于我很难入睡。

A. 睡眠很好。

B. 睡眠基本正常。

C. 有时失眠。

D. 经常失眠。

8. 我感到悲伤和痛苦。

A. 从来没有。

B. 偶尔。

C. 经常。

D. 总是。

9. 我很难受，动不动就哭起来。

A. 从来不哭。

B. 偶尔哭。

C. 经常哭。

D. 哭个不停。

10. 我有过伤害自己的想法。

A. 从来没有。

B. 很少有。

C. 有时有。

D. 经常有。

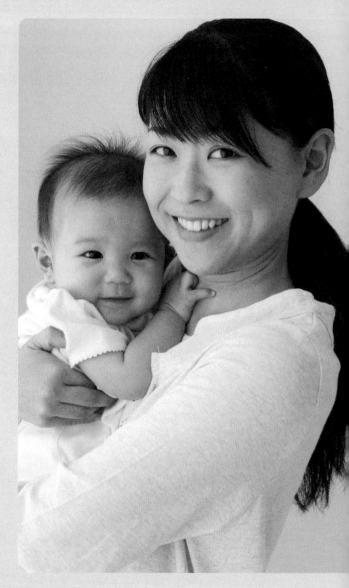

　　根据症状的严重程度，A、B、C、D这4个答案分别记为0、1、2、3分，如果妈妈选择第1个答案，那么就给自己记0分，选择最后一个答案，那么就给自己记3分。如果10个问题的累计得分达到或超过12分，表明极有可能患有产后抑郁症，应当及时去医院进行进一步确诊治疗。

多管齐下赶走产后抑郁症

身体上的准备

妈妈们要注意身体锻炼，每天要做一些适宜的有氧运动，使心肺功能得到锻炼，以增强自己的体质。

心理上的准备

妈妈们可以通过阅读书刊、听讲座等途径，学习育儿知识和技能，同时，还要对宝宝正常的生长发育规律、常见病防治及安全防范知识有一些了解，并对意外情况发生有心理准备。

精神上的准备

1. 家人要制造轻松的家庭氛围，例如不能对生男生女抱怨、指责，良好的家庭氛围才能消除妈妈的紧张情绪。

2. 月子里，爸爸最好能陪伴在妈妈身边，协助妈妈护理宝宝，如帮助妈妈给宝宝洗澡、换尿布等。宝宝夜里经常会哭闹，爸爸应该帮助照料，避免妈妈产生委屈情绪，产生抑郁情况。还要多谅解妈妈月子里的情绪异常，避免争吵，如果出差在外地，要尽量赶回来悉心照顾。当妈妈出现情绪沮丧时，爸爸要多给予同情、支持、爱护和谅解，同时积极分担家务。在照顾宝宝方面，要多多征求妈妈的意见。

3. 妈妈要认识到产后自身心理的特点，尽量避免悲观情绪的产生。不要把自己完全封闭在家里。如果身体允许，天气较好时可带宝宝外出散步，呼吸新鲜空气，让心情开朗起来。心情沮丧时，可借助一些方式排遣，比如，和好朋友一起聊天；不要勉强自己做不愿做的事；强迫自己想一些高兴的事情；不要对自己要求过高，降低期望值；把自己的担心说出来，在别人宽慰下加以消除；与其他妈妈在一起，聊聊带宝宝的感受；打扮一下自己，让自己美丽一些；多做形体锻炼，及早恢复身材；让自己放松一下，睡上一小会儿，或读书、洗澡、听音乐、看影碟及精美杂志等。

物质上的准备

1. 为宝宝准备好日常所需的衣服、被褥、尿布等物品，以保证可以随时进行替换。

2. 布置好育婴房。房间要有充足的阳光，但不宜直射宝宝及妈妈。每天要开窗通风，换走室内污浊空气。即使是冬天也应如此。

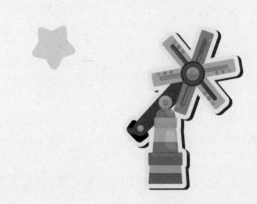

多睡一点

生完宝宝后，妈妈的睡眠时间至少减少了20%。那些原本睡得少、睡眠质量不佳的女性，生产后更容易得产后抑郁症。因此家庭成员要轮流照顾宝宝，减轻做母亲的压力。同时，也建议新手妈妈睡觉前4小时不要过度兴奋，但尽量保证每天有半小时以上的运动时间。

产后抑郁中医药膳方

莲子茯苓糕

来源：《李时珍药膳菜谱》

原料： 莲子肉（去皮、去心）、茯苓各500克，麦冬300克，面粉100克，桂花20克，白糖250克。

制作方法： 将莲子煮熟，再与茯苓、麦冬一起研成细面；加面粉、桂花、白糖，搅拌均匀；加水继续和面，做糕；入笼蒸熟；出笼，切块备用。每日1~2次，酌量食用。

功效： 补益心脾、养阴清心、以安心神。方中莲子肉健脾养心，清心安神；茯苓既为渗湿消肿要药，又为健脾安神常品；麦冬之用意在于养阴清心、除烦安神。三药相伍，加养心除热之面粉、芳香开胃而舒心脾之桂花，以及"润心肺燥热"之白糖，诸味药食相辅相成，具有补益心脾、养阴安神之功效。

禁忌： 中满痞胀及大便燥结者忌食。

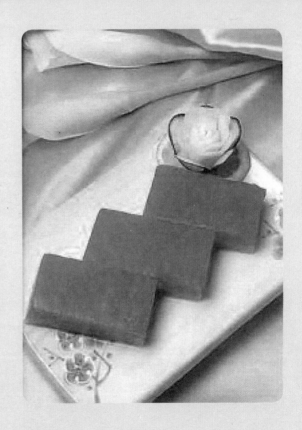

小麦百合生地汤

来源：《中华临床药膳食疗学》

原料： 小麦 30 克，生地 20 克，百合、生龙齿各 15 克。

制作方法： 将生龙齿放入砂锅，加适量清水，先煮 30 分钟；再加入小麦（干净纱布包扎）、百合、生地，以大火煮沸，然后改小火续煮 20 分钟，去渣取汁。每日 1 剂，分早、中、晚 3 次服用，宜温服。

功效： 养心肝之阴，清内盛之火，镇心安神，用于产后悲伤欲哭，虚烦惊悸，失眠多梦，肝阳上亢之眩晕烦躁、多梦易醒。方中小麦养心除烦；百合养阴清心；生地清热凉血，养阴生津；龙齿味甘、涩而性凉，归心、肝二经，为重镇安神药。四者合而为用，恰可养心肝之阴，清内盛之火、镇心安神。

禁忌： 脾虚有寒者不宜服用。

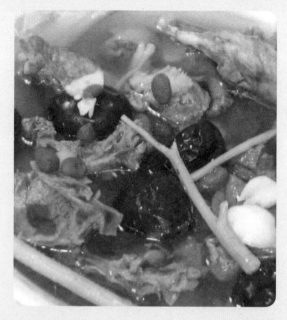

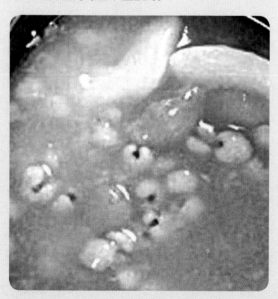

五圆鸽子

来源：《中国药膳大辞典》

原料： 肉用鸽 1 只，红枣、桂圆肉、荔枝肉、莲子肉（去心）、枸杞子各 10 克，姜、黄酒、盐各适量。

制作方法： 从鸽子嘴内灌进少许黄酒，去毛杂及内脏，洗净；用酒盐擦鸽肉，腌制 30 分钟；将鸽肉与红枣、桂圆肉、荔枝肉、莲子肉、枸杞子及姜等调料，一并放入砂锅内，加水适量，上屉蒸至酥烂，加盐即可食用。佐餐食用，顿食，或分两次食完。

功效： 补养肝肾精血、健脾养心、双补气血。方中取鸽子肉补肝肾，益气血，为本膳主料。配合荔枝肉、枸杞子滋补心肝精血，红枣、桂圆肉益气养血安神，莲子肉健脾益肾、养心安神。非常适合产后气血虚弱者，可辅助防治孕妇产后抑郁。

给爸爸们的建议

如果你发觉自己的爱人正遭受产后抑郁的困扰，久久不能自拔，带她去拜访专门的心理机构或者到心理专家那里寻求帮助，是你现在可以做的。面对心理医生时，请参考以下问题：

(1) 根据我爱人现在的表现，是否能确定她患上产后抑郁？

(2) 她患的是哪种产后抑郁？

(3) 她是否需要药物治疗？

(4) 这种药的疗效如何？副作用有哪些？服药后大概多久发挥作用？

(5) 如何判断药物是否有效？在哪些情况下需要停药？

(6) 在服药的过程中，不能同时服用的药物有哪些？

(7) 在治疗过程中，出现哪些问题，我们务必要联系您？

(8) 饮食上有哪些限制？

(9) 根据病情，通常需要治疗几个疗程？一个疗程是几天？

(10) 一旦药物无效，我们还能做什么？

除此之外，老公们还应做些什么呢？

(1) 尝试多与爱人进行沟通，你的耐心聆听，就足够让她放松许多。

(2) 不要对爱人的某些观点主意进行反驳，反而要引导她看清现状，并对未来充满希望。

(3) 准备一些能让爱人开心的事。几则经典笑话、一条网络趣闻、一段搞笑视频，哪怕你扮扮鬼脸，只要能让她笑起来，再多的努力也是值得的。

(4) 在周末或者节假日，带全家出去走走，一边欣赏大自然的秀丽风光，一边帮助爱人解开心结，同时一起畅想未来。

(5) 每天抽出一点时间坚持陪爱人一同锻炼，健康的生活习惯会帮助她尽快融入到家庭中来。

(6) 治疗期间，提醒爱人尽量配合医生，并监督她按时服药。

(7) 制止爱人的任何自我伤害倾向和举动，并及时与医生进行沟通，采取必要的安全防范措施。

每日速查表

此时正常宝宝体重在3.2千克左右，身高在48.3~50.8厘米之间。早产宝宝或患有疾病的宝宝，体重会轻一些，身高会矮一些。

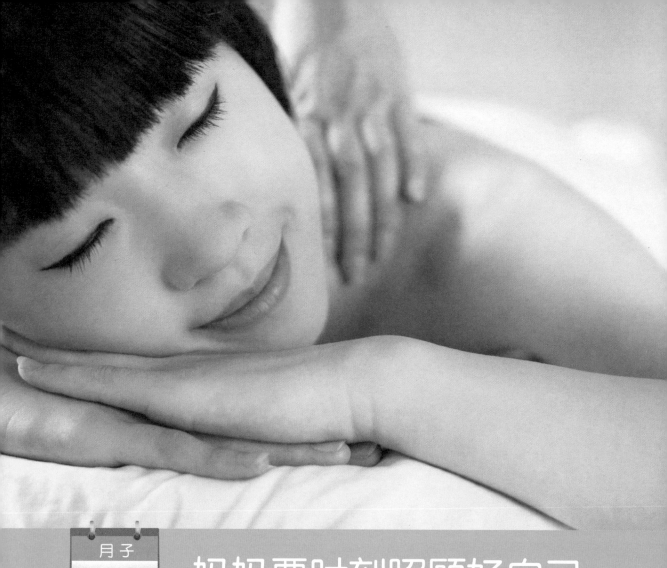

妈妈要时刻照顾好自己

眼看着月子就要坐完了，你是不是已适应了当妈妈的生活？不过，关注宝宝之余，也要开始关注月子后期自己的"美丽"大事呢！你该如何去全方位地开展"美丽"行动呢？你应从哪些方面继续努力照顾自己呢？自己的事情自己做！虽然月子里很多的事情需要家人的帮助，但是"美丽"大事还是有赖于自己呢！

月子里的几件美丽大事

★大事1: 口腔

"美丽"理由

产后注意口腔护理,这点我们已经多次强调了。一方面由于妈妈分娩时体力消耗很大,机体抵抗力下降,口腔内的环境使病菌容易侵入机体而致病。另一方面,产后为了早日恢复体力,妈妈们通常食用高糖、高蛋白等食物,如果吃后不刷牙,食物残渣就会长时间停留在牙缝及牙齿表面,使牙质软化,细菌入侵,导致牙龈炎、牙周炎和多发性龋齿的发生。

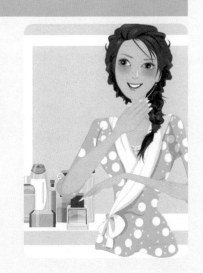

"美丽"行动

1. 妈妈要坚持早、晚刷牙,临睡前刷牙比早晨刷牙更重要。

2. 要选择合适的牙刷,刷完牙后用清水冲洗、甩干牙刷,置于通风、干燥处。

3. 刷牙应用温水,以水温35℃左右为宜。

4. 牙刷刷不到的牙齿里面,提倡用牙线来清除牙菌斑。

5. 每次进餐后都要漱口,还可用有清洁消毒作用的漱口水。

★大事2: 头部

"美丽"理由

产后也应注重头部的护理。因为产后排汗增多、代谢旺盛,头皮油脂分泌增多,如不经常清洗,头皮毛孔阻塞,可能会出现细菌感染,发生毛囊炎或头皮感染。有一部分妈妈由于分娩前后激素变化、精神因素的影响,还会出现脱发现象。

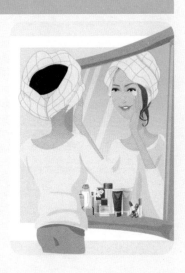

"美丽"行动

1. 妈妈洗头时最好关闭门窗,选择温和的洗发水,洗头时最好能用指腹轻轻按摩头皮,有促进生发和脑部血液循环的功效。

2. 清洗后可以适当使用护发素,选择一些含水解蛋白、毛鳞素的护发素,注意不要直接涂在头皮上,因为这样做很容易造成毛囊堵塞而引发毛囊发炎。正确的方法是涂抹在头发的中部或尾部。

3. 洗发后用干毛巾擦干头发。

4. 梳头也有技巧。梳头发时应选用宽齿梳，先从发尾处梳起，另一手握住头发中段固定上端，如此才不易将头发扯下。

5. 绑头发时也不要太用力，以免因外力而加速头发的脱落。

6. 不要烫发、染发。

7. 饮食方面可多食一些含 B 族维生素、维生素 C、锌、铁和富含蛋白质的食物。

★大事 3：乳房

"美丽"理由

哺育宝宝是母爱的体现，母乳喂养是最佳的养育方式。凡是身体健康的妈妈，都应以母乳喂养自己的宝宝。有不少产妈妈害怕乳房下垂而拒绝哺乳。从理论上讲，无论是否进行母乳喂养，女性的乳房都会有所下垂。这是由于怀孕后女性乳房内的激素、脂肪和乳腺组织增加，使乳房明显变大，而产后体内激素量降低，脂肪和乳腺组织都快速减少，已经被撑大的乳房表皮自然就松弛下垂了。所以，妈妈们在产后不用为了保持乳房的原有形态而逃避哺乳。相反，哺乳能让孕激素分泌充足，可保护、修复乳腺，并使乳腺充分发育，对乳房保健更有利。在母乳喂养过程中，乳房护理得好，既有利于宝宝摄取充足的营养，也有利于妈妈身材的恢复。

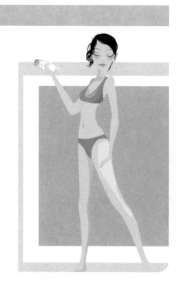

"美丽"行动

1. 产后尽量让宝宝早吸吮。早吸吮有利于妈妈早分泌和多分泌乳汁，也对乳房健康和子宫收缩起到促进作用。

2. 喂奶姿势要正确。正确的喂奶姿势有助于防止乳头疾病的发生。

3. 喂奶前应用温水清洗乳房和乳头。喂奶时不要让宝宝过度牵拉乳头，防止乳头皲裂的发生。哺乳后可将少量乳汁均匀涂抹在乳头及乳晕上，这样可有消炎的作用。

4. 根据宝宝需要随时哺乳。每次哺乳后应将剩余乳汁排空，并用手轻轻托起乳房按摩一会儿。

5. 每天按摩乳房 1 次，每侧乳房各进行 10 分钟左右。按摩时动作要轻柔，以免弄伤乳房。

6. 佩戴松紧合适的胸罩。

★大事4：皮肤

"美丽"理由

怀孕期间和产后，女性面部会出现一些黄褐斑或色素沉着，加之分娩过程中的脱水、失血，使皮肤发黄、干燥。因此。产后要注意皮肤的护理。

"美丽"行动

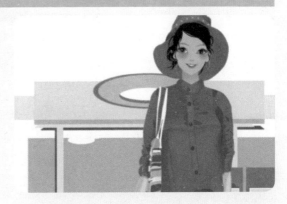

1. 睡眠是女人最好的美容剂。人的皮肤之所以柔润而有光泽，是依靠皮下组织的毛细血管来提供充足的营养。睡眠不足会引起皮肤毛细血管淤滞，循环受阻，使得皮肤的细胞得不到充足的营养，因而影响皮肤的新陈代谢，加速皮肤的老化，使皮肤颜色显得晦暗而苍白，眼圈发黑，且易生皱纹。因此，每天保证充足的睡眠，才会有好的气色。

2. 及时补充水分，可加快体内毒素的排泄。多食含维生素C、维生素E及蛋白质的食物。维生素C可抑制代谢物转化成有色物质，从而减少黑色素的产生，美白皮肤。维生素E能促进血液循环，加快面部皮肤新陈代谢，防止老化。蛋白质可促进皮肤生长和修复，保持皮肤的弹性。

3. 少食油腻、辛辣、刺激性食品，忌烟酒，不喝过浓的咖啡。倘若有贫血，则应积极进行补血治疗。

4. 养成定时大便的习惯，预防便秘。如果排便不畅或便秘，肠道内的毒素排不出去，就会被身体吸收，肤色就会变得灰暗，皮肤也显得粗糙，容易形成黄褐斑、暗疮等。

5. 注意面部皮肤的清洁，可以选择适合自己的护肤品，最好是天然成分的。

6. 避免强烈的紫外线照射。

★大事5：身材

"美丽"理由

适当的产后运动可以帮助妈妈恢复身材，增强体质。

"美丽"行动

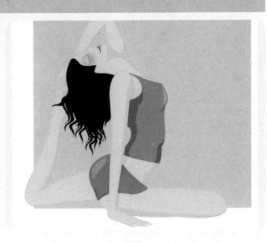

选择轻度的有氧运动，逐渐增加运动强度，并做到持之以恒。有氧运动有极佳的燃脂效果，包括慢跑、快走、游泳、登山、骑脚踏车、有氧舞蹈等，最好选择正规的产后康复指导中心，在专业人员的指导下训练。采取剖宫产的妈妈不宜过早运动，要待伤口恢复后选择适合自己强度的运动。

身体按摩助产后恢复

脸色蜡黄、皮肤松弛、奶水分泌不足、浑身酸疼……面对这一系列麻烦问题，为什么不试着用按摩的手法来解决呢？

★脸部按摩

生完宝宝后，忙着照顾新生宝宝的同时，妈妈们也不要忘了呵护自己的肌肤。脸部皮肤的保养清洁工作非常重要，最好还能配合每周2~3次的按摩。

1. 彻底做好脸部清洁工作。

2. 先摩擦一下双手，让掌心产生热感。

3. 双手除拇指外的其余四指分别在嘴角旁相向对齐，然后轻柔地沿脸颊从下至上提拉脸部肌肤做10次按摩。

4. 全脸由下往上，用手心螺旋状按摩，不需要用力，但要有向上带动肌肤提拉的感觉。

5. 用双手无名指，由内到外，点按眼下的肌肤到眼角。

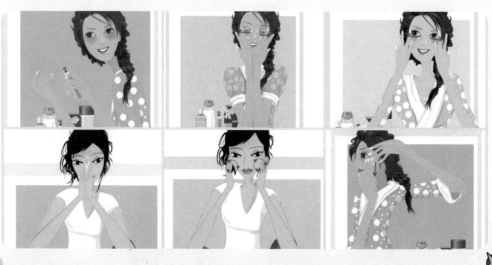

温馨提示

脸部按摩时手法要弛缓，不能太用力。如果能让孩子爸爸帮忙在妈妈放松的状态下进行按摩的话，效果会更好。

★颈肩部按摩

妈妈喂奶时低头时间较长，颈肩部肌肉长期处在紧张状态，易发生颈肩痛。

1.一手放于脑后颈部，用手从脑后发际往下拿捏到颈根，两手交替反复3~5次。

2.一手放于胸前，拿捏对侧肩井穴及肩周围，两手交替2~3分钟。

3.用一手拇指交换按压颈后部风府至大椎穴3~5分钟。

4.双手五指放于面部，同时头部做有节律的摇摆动作5~8次。

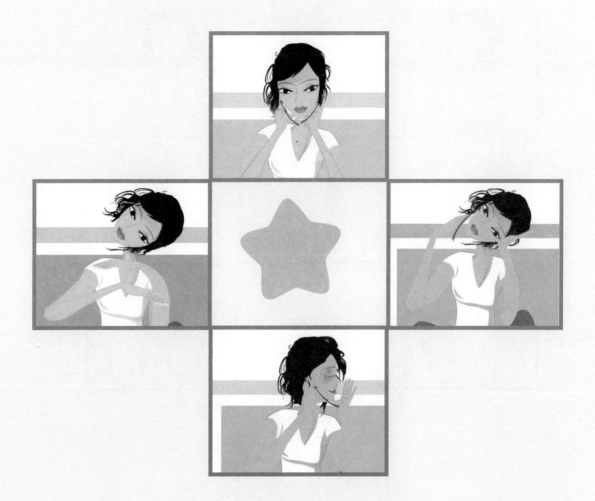

★腕关节按摩

妈妈长时间怀抱宝宝，腕部负重较大，腕关节易产生劳损。

1. 用一手按摩另侧腕关节 2~3 分钟。

2. 用拇指点按另侧腕关节痛点，同时另侧腕关节做旋转运动 1~2 分钟。

3. 双手五指相互交叉做摇腕运动约 2 分钟。

4. 用一手拇指按另一手侧腕关节四周，按压 2~3 次后，再做另一侧腕关节。

妈妈们平时应注意多做适当的腕部放松运动，如抖腕法、腕部屈伸等。

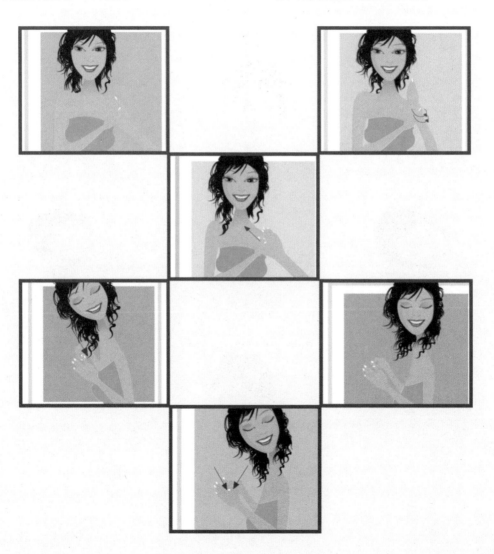

这些美容"良方"不容忽视

环境：产后的居住环境要安静、舒适、阳光充足。室内还要定时通风（但要避免对流风），以保证空气清新，给母婴提供足够的氧气。

休息：产后要有充分的休息时间，否则妈妈们会出现焦虑、疲倦、精神抑郁，还会影响乳汁的分泌。每天争取能有10个小时的睡眠。

饮食：要多喝些汤类，有助于下奶；多吃些水果、蔬菜，以补充人体需要的维生素，补充含钙的食品或者钙剂。饮食要均衡，少吃辛辣食物，三餐之外还应适当加餐。

活动：要避免长时间站立、久蹲或做重活，以防子宫脱垂。产后8周后可逐渐恢复正常工作。产后体操有助于形体恢复。

卫生：妈妈的个人卫生十分重要，要勤洗澡、勤换内衣，保持皮肤清洁与干燥。饭后要漱口，按时刷牙，注意口腔卫生。

月经：哺乳期间月经往往会推迟，8~10周后恢复月经；有40%不哺乳的妈妈于产后6~8周后月经来潮；只有10%~15%的哺乳妈妈在产后6周后月经来潮。

性爱：产后生殖器官恢复到非妊娠状态大约需要8周的时间，所以一般2个月后才能有性生活，否则易引起感染。约有20%的哺乳妈妈月经虽未恢复（表现为闭经），但却可以排卵，甚至妊娠，故仍要采取避孕措施，避孕方法以工具避孕为宜，比如安全套、宫内节育器等；不哺乳的妈妈可以口服避孕药物，因为复合型避孕药中含有雌激素成分，可以抑制乳汁分泌。

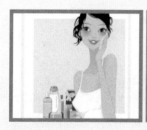 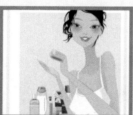 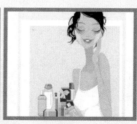 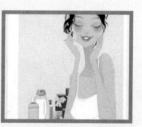

每日速查表

此时宝宝的运动能力有了很大的发展，俯卧时能够将下巴抬起片刻，头会转向一侧，还能抬起头来。

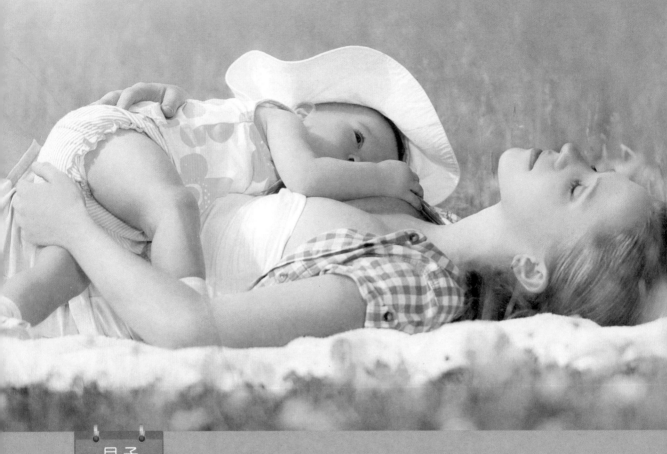

妈妈宝宝出门注意事项

在屋子里"关"了整整1个月了，早被"憋坏"了吧？是不是想带着宝宝一块出去晒晒太阳，呼吸一下清新的空气呢？不过，第1次带宝宝出门可不是一件简简单单的事情，有很多准备工作要事先做好哟！

带宝宝出门的几个原则

1. 只有宝宝精神愉快时才适合外出。

2. 天气晴朗无风，气温稳定时较适合外出。

3. 尽量选择空气新鲜的郊外，而避免去人多拥挤的公共场所。

4. 带宝宝外出的时间不要太长，应控制在1小时以内，以免宝宝不耐烦。

5. 首次带宝宝外出，最好和有经验的亲人或者朋友一道，这样不但给自己吃了定心丸，同时也可以帮助照顾宝宝。

6. 第1次带宝宝出门，妈妈可以只在小区附近转一转，因为这样既不会耗费很大的体力，又能缓解压力，放松心情。

7. 以后带宝宝出去游玩，可以去那些适合宝宝的安静地方，比如公园，这样既开阔视野，又不至于影响宝宝休息。

8. 不要在散步时捎带着购物和买菜。妈妈们的活动量最好控制在不要让自己感到疲倦劳累的程度。要知道，太早让自己陷入紧张的日程中，对妈妈和宝宝的健康都不利哟。

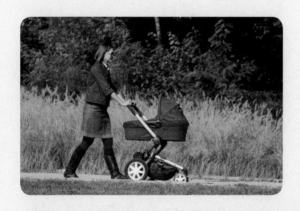

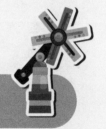

带宝宝出门物品大搜罗

1. 奶粉喂养的宝宝，出门前你一定要准备充足的奶粉、奶瓶（至少2个），装满热水的保温瓶也是必需物品。

2. 尿布、湿纸巾一盒，小毛巾一块。

3. 御寒的衣物、小毯子，宝宝的帽子和手套。尤其是帽子，它有保暖、遮阳、挡雨、防风等功能，在树木多的地方，还可以避免虫子或蜘蛛丝侵扰。

4. 安抚奶嘴，安抚的玩具等。

5. 其他物件：手推车、蚊虫药以及干净塑胶袋等。

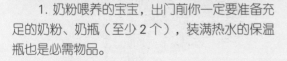

带宝宝出门衣着大检阅

1. 连身衣

满月的宝宝，可以选择连身衣，既方便穿着又保暖舒适，换尿片也是非常方便。

2. 披风或斗篷

一件带帽子的披风或斗篷，很适合小宝宝出门时使用，既挡风又能当被子，很方便。

3. 外衣、裤

宜选择棉质保暖衣，以减少皮肤过敏现象的发生；不要选太复杂的款式，否则会使穿衣服所用的时间加长，从而增加宝宝着凉的机会。

4. 帽子

由于宝宝的头部占的比重较多，散热的比例也相应提高，为避免宝宝着凉，外出时最好戴帽子保暖。若宝宝不喜欢戴帽子，可选择连帽款式的外衣，既方便又灵活。

5. 围巾

除了宝宝的头要小心保暖外，颈部也是不可忽略的部分，围上宝宝喜爱的围巾，既美观又可爱。

6. 袜子

小宝宝都喜欢乱动，手脚这些暴露在外的部分最容受冻，所以为宝宝穿上小袜子，既保暖又可防止让趾甲抓破皮肤。

温馨提示

宝宝的衣服，如裤子、外套等都会有拉链，妈妈在选购时要小心留意拉链部分是否顺畅，不刮肉。尤其要注意领口的拉链，稍微不注意，易伤到宝宝下巴，刮损宝宝的肌肤。

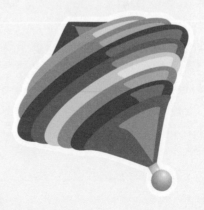

出门喂奶免尴尬的几个方案

1. 带宝宝外出时，妈妈们最好不要穿带纽扣的衣服，因为当众"宽衣解带"动作太大，会令人尴尬的。可以穿专门的哺乳服，喂奶时撩开衣襟，上面还有一小片布遮着，预防走光。倘若没有，在宽身外套里面穿一件套头衫也是不错的方案，可以把套头衫的下摆掀起来喂奶，并用宽身外套的门襟轻轻掩住。

2. 如果妈妈很怕羞，而宝宝又不反感吸吮奶瓶，临行前带一个消毒好的奶瓶也是一个可行方案。妈妈只要找个洗手间把母乳挤入奶瓶，就可以为宝宝"当众哺乳"了。

3. 随身携带一条小毛毯，这样不仅可以在宝宝需要换尿布的时候有一个可供躺卧的"垫子"，也方便妈妈们在哺乳时，用这条毛毯"围挡"一下。

去公共场所的几个注意事项

1. 宝宝健康状况良好，方可带到公共场所。

2. 感冒或传染病流行时，尽量不去公共场所。

3. 妈妈如果要逛街购物，尽可能缩短时间。

4. 爸爸妈妈要随时留意宝宝的状况，并留神身边的陌生人。

5. 爸爸妈妈的穿着也要轻便，这样才能更好地照顾宝宝。

6. 太嘈杂的公共场所，不适合小宝宝前往。

7. 勿带宝宝进电影院观看电影。

8. 随时补充宝宝足够的水分。

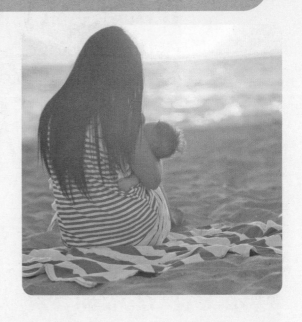

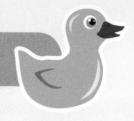

手推车选购的几个要点

宝宝一天天长大，以后带宝宝出门，最好能带上宝宝的"座驾"——手推车。长时间抱着宝宝，爸爸妈妈非但会很吃力，宝宝也未必很舒服。因此，准备一部安全、轻巧的手推车就显得非常重要。

手推车的选购要点：

1. 座椅布的材料应以透气且方便拆下清洗为宜。

2. 座椅要有多段式调整功能，可以让宝宝舒服地坐或睡。

3. 一定要配备有遮蓬。

4. 把手可做前向、向后调整。

5. 有双重安全锁，停放时可避免滑动，下坡时也更加安全。

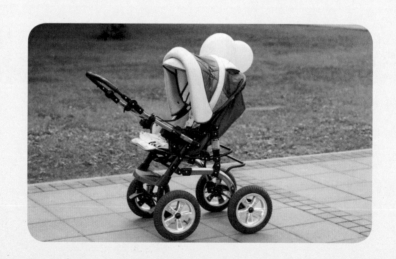

每日速查表

宝宝满月时身高一般会比刚出生时增加3厘米左右，体重则比出生时重了1千克左右。满月的宝宝看起来胖胖乎乎，非常可爱。

大月子

什么是"大月子"？
你是否对这个名词感到疑惑不解？
我们说的"大月子"
其实提倡的是妈妈们坐月子最好做足42天
为什么呢？
让我们一起看看后面的内容吧！

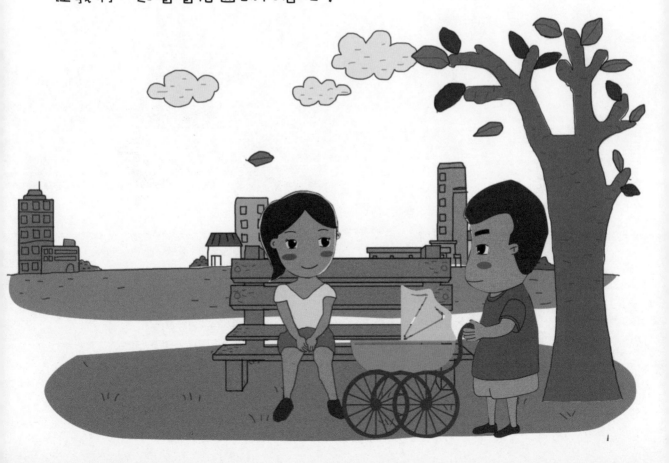

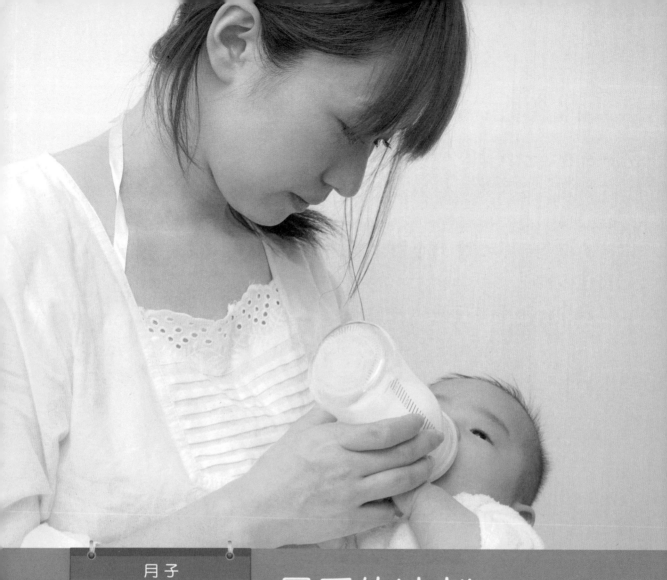

最后的冲刺

你或许认为坐月子的时间是 30 天？看见 42 天你是否感到疑惑不解？其实，坐月子最好要做足 42 天，因为子宫的回缩、胎盘附着处子宫内膜的再生修复以及腹壁紧张度的恢复等都需要 6 周左右的时间，所以，妈妈们还要继续加油哟！

1 月零 1 周的 "育儿经"

★ 这时候的宝宝

发育正常的宝宝，此时的体重比出生时大约增加了 1 千克，身高大约增长了 3 厘米。发育快的宝宝可以增加 2 千克，增长 8 厘米。宝宝每天可能睡 16～18 个小时，几乎没有宝宝能一觉睡到天亮，夜晚由 2～3 段睡眠组成。有的宝宝能抬头了，有的宝宝头颈已经可以竖起来了。动作开始变得更自发性，反射动作开始消失。

宝宝开始会认得你的脸和声音了。眼光会随物体移动，并且可以很专注地凝视你，高兴时还会冲你莞尔一笑。最让父母惊喜的是宝宝开始 "说话" 了，会发出各种声音来表达感情和需要。你和他说话时，他的嘴巴可能会一开一合地咿呀学语，同时头也会不停地动，妈妈一定要回应宝宝，

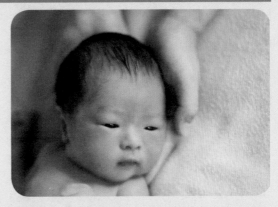

和他面对面亲切 "交谈"，宝宝这个时候容易被妈妈的声音安抚，会发出各种声音来表达感情和需要，认得妈妈的脸和声音。

★ 多知一点

上午 10 点时，这是宝宝大脑状态最好的时候，对各种刺激反应都很敏捷，维持时间有 40 分钟左右。宝宝这时表现出很安静的样子，眼睛非常有神，如果妈妈靠近宝宝，他会很专注地凝视妈妈的脸，并专心听她讲话；给他看色彩艳丽的圆形东西，或是黑白相间有条纹的东西和图片，宝宝表现出极大的兴趣，目光会追随着这些东西移动；对声音也很敏感，高声调的声会马上吸引他，即使有人在他耳边或耳后轻轻呼唤，也会使宝宝听到，并转头寻找。

现在可以给宝宝进行室外空气浴，让宝宝呼吸到新鲜空气，促进宝宝的新陈代谢。在室外，

宝宝可以接触到紫外线，促进宝宝体内维生素 D 的产生，进而增强钙的吸收。同时，由于室外空气温度比室内低，宝宝在户外可以使皮肤和呼吸道黏膜受到冷空气的刺激与锻炼，从而增强对外界环境的适应能力和对疾病的抵抗力。夏季要选择早晚阳光不是很强烈的时候带宝宝去户外，并注意不要让宝宝的皮肤直接在日光下暴晒；冬天则最好在中午气温较高的时候出外，天气较暖时还可以露出宝宝的头部、手部等皮肤；春秋两季风沙太大则不要外出，可以选择在有阳光的房间或阳台上晒太阳，但不能隔着玻璃，因为紫外线不能穿透玻璃，隔着玻璃晒太阳是没有效果的。

中午12点时，宝宝往往在吃奶前处于烦躁状态。他不像原来那样安静，脸部及身体动作增多，有时还发出一些简单的声音；经常把小脸转向照顾者，并用手抓着不放，轻轻一碰嘴巴就有吸吮动作；情绪激动不安，容易哭闹；给予刺激时反应不热烈，注意力也不太集中；如果无人理睬，会表现出运动增强，甚至出现自发性惊跳。宝宝是因饥饿而哭闹，要一边给他吃奶，一边轻轻拍拍，这样，宝宝就会很快安静下来。

整个下午，宝宝大脑反应一般处于不积极状态，表现出眼睛半闭半睁，目光不灵活，有时眼皮出现闪动；脸上没什么表情，对平时反应积极的声音或东西刺激表现出有些迟钝，身体运动减少。这种状态时常发生在刚醒后或入睡前。这种情况表明宝宝很累，此时任何刺激只会让宝宝的大脑非常疲乏，容易引起宝宝夜里啼哭。应把宝宝放在一个舒适安静的地方入睡，宝宝身体及脸部松弛自如，除了偶尔惊跳一下或极轻微的嘴角动以外，几乎没有什么活动，眼睛紧闭、呼吸均匀并变慢，完全没有任何反应，尽量让光线暗一些，让宝宝安静舒适地充分身心休息。睡眠可促进垂体分泌生长激素，使宝宝长得更快。

下午6点，宝宝虽然两眼闭着，但偶尔会把眼睛微睁开，手和脚会动一下，小脸上还作出一些表情，如皱眉、微笑、嘴巴吸吮等。呼吸逐渐不规则，而且稍加快，这表明宝贝快醒了。不要误以为宝宝已经醒了，其实宝宝仍在睡眠中。如果在这时给他换尿布、喂奶，宝宝会因没睡足而情绪很坏，哭闹不止。

晚上7点，宝宝吃完奶后会再打个盹，之后妈妈们可以尽量让宝宝保持清醒的状况，然后给宝宝洗澡并进行抚触。从晚上9点至第2天早上，宝宝开始有规律地吃奶睡觉。尽量让宝宝的作息和大人的作息保持一致喔！

1月零1周的妈妈该知道的

1. 每天练习竖抱宝宝，两手分别撑住宝宝的枕后、颈部、腰部、臀部，以免伤及宝宝的脊椎。由于宝宝还小，每天练习竖抱的时间不宜过长。

2. 当宝宝心情不好的时候，用一些方法分散他的注意力，如做鬼脸、拿玩具逗他等。多和宝宝面对面，用语言、表情多逗宝宝笑。

3. 经常和宝宝面对面地"说话"，你提高嗓音重复宝宝说的"话"，宝宝会很兴奋。

4. 这个时候可以带宝宝出门走走，开开眼界了，但是一定要选择个好天气哦！

5. 宝宝对温度的要求依然很严格。

6. 多给宝宝听优美的音乐，和宝宝交谈时要用不同的语气、语速，锻炼宝宝的听力水平。

· 1 月零 2 周的"育儿经"

★ 这时候的宝宝

宝宝能够越来越好地控制颈部的肌肉，可以经常移动头看周围的东西。当宝宝俯卧时，不但可以抬头数秒，还可以伸展小腿了。宝宝美丽的笑容越来越多，现在的笑容已经不再是过去的无意识状态，现在的笑已更具有社会性了。

现在宝宝的睡眠和清醒状态已明显不同，宝宝醒着的时候更加活泼和灵敏，开始更多地观察周围的世界。宝宝的视力在增强，对物品的记忆持续增长。宝宝开始喜欢图案、颜色和形状更复杂的东西，把他的床边布置得丰富有趣些，吸引宝宝去注视。如果宝宝头颈力量有所加强，可以尝试将宝宝竖直抱起，让宝宝看看周围的环境，

有益于宝宝智力发展，宝宝也会很开心。俯卧时，不但能抬头数秒，还能伸展小腿，模糊地注视着周围环境。看到别人微笑时会跟着微笑。

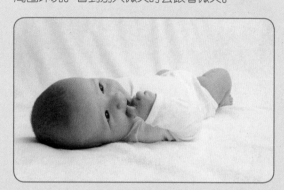

★ 多知一点

你知道宝宝正常的啼哭是什么样的吗？宝宝正常的啼哭应当抑扬顿挫，不刺耳，声音响亮，节奏感强，常常无泪液流出。每次时间较短，无伴随症状，不影响食欲、睡眠，玩耍正常。

宝宝若眼睛紧闭，脸变得发红，四肢有力地踢蹬着，情绪很不安定，一般发生在尿布湿了、很饥饿、身体不舒服、要大人抱或陪伴时。让宝宝不哭的关键就在于制造类似于子宫里的环境，让宝宝感觉到温暖、安全。模仿子宫的方式有很多种，比如拥抱、跳舞、襁褓、唱歌等。其中，有5种特别有效的方法能迅速安抚宝宝，具体如下：

襁褓法：用襁褓将宝宝包起来，让宝宝感觉像被紧紧裹在子宫壁内，从而获得被保护的安全感。这时要注意不能让宝宝有过热的感觉，也不能让宝宝趴着睡觉。

侧卧／俯卧法：把宝宝的脸朝外侧卧抱起，手托着宝宝的头部，轻轻侧放在床上。这种方法可让宝宝回归安宁，安然入睡。

摇晃：有节奏地、小幅度地轻轻晃动宝宝，让宝宝感觉到舒服放松。这种方法要注意摇晃的力度要轻，类似于微微颤抖，避免剧烈动作造成宝宝的头部损伤。

吮吸：吮吸能够缓解宝宝的饥饿感，同时能够激活宝宝大脑深处的镇静神经，开启安抚反射，让宝宝进入深沉的平静之中。可以让宝宝吮吸自己的手指，要注意确保宝宝的手指是干净的，避免细菌感染。另外，也可以给宝宝一个安抚奶嘴。

了解宝宝哭叫的原因，给予适当处理，千万不要不理睬。有的妈妈担心养成宝宝总缠人抱的不良习惯，故意任他哭。这样做不仅会使宝宝缺乏安全感，而且对他人不信任、不友好的苗头也会由此萌发，有时甚至会因疾病而引发的哭泣得不到重视从而耽误宝宝的病情，如肠绞痛、肠套叠等。

1 月零 2 周的妈妈该知道的

1. 宝宝可以很好地体察大人的情绪，所以父母一定要调节自己的情绪，不要在宝宝面前吵架。

2. 不要怀疑自己做母亲的能力，不要怀疑自己能不能成为一个传统意义上的好母亲，相信自己能够照顾好宝宝。

3. 当今的妈妈多了很多社会责任，不得不学会管理复杂的事务。是做好妈妈还是追求事业上的成功，对于她们来说有时很难协调，每个人都会遇到这种情况，应当认真处理好。

4. 让爸爸们分担一些家务，这样可以缓解妈妈需要为孩子操办一切的压力。

特别关注：产后第 42 天的检查

宝宝出生后第 42 天，妈妈和宝宝需要去医院进行产后与发育检查。

一般来讲，宝宝要做的检查包括体重、身长、头围、胸围的测量，以及婴儿智能发育的评价。

体重是判定宝宝体格发育和营养状况的一项重要指标。测量体重时宝宝最好空腹并排完大小便，测得的数据应减去宝宝所穿衣物及尿布的重量。爸爸妈妈不仅要关注宝宝体重是否达到参考标准，还应该注意宝宝体重的增长速度。

身高是宝宝骨骼发育的一个主要指标。身高受很多因素影响，如遗传、内分泌、营养、疾病及体育锻炼等。所以，一定要保证宝宝营养全面、均衡，睡眠充足，并且每天保持一定的活动量。

头围能够反应宝宝的脑发育情况、脑容量大小，也是宝宝体格发育的一项重要指标。宝宝的头围发育有个正常范围，长的过快或过慢都是不正常的。

妈妈的检查主要是询问妊娠、分娩和坐月子的情况，检查产后恢复状况等。